ヘバーデン結節

痛みと不安を解消する!

酒井慎太郎
さかいクリニックグループ代表

はじめに

この本は、指の第1関節に起こるヘバーデン結節にフォーカスしたものです。

「指先が痛くて、不安」

「少し変形してきたかも」

と少し不安を抱えながら、この本を手にとられたのではないでしょうか？　あるいは病院に通ってもなかなか症状が改善せず、途方に暮れる中、この本を手にしたという方もいるかもしれません。

さまざまな関節痛の施術を行う治療家として、ヘバーデン結節に悩んでいる方にいいたいのは、適切に対処すれば、それほど深く悩む必要などないということです。

「我慢しないでください」

「諦めないでください」

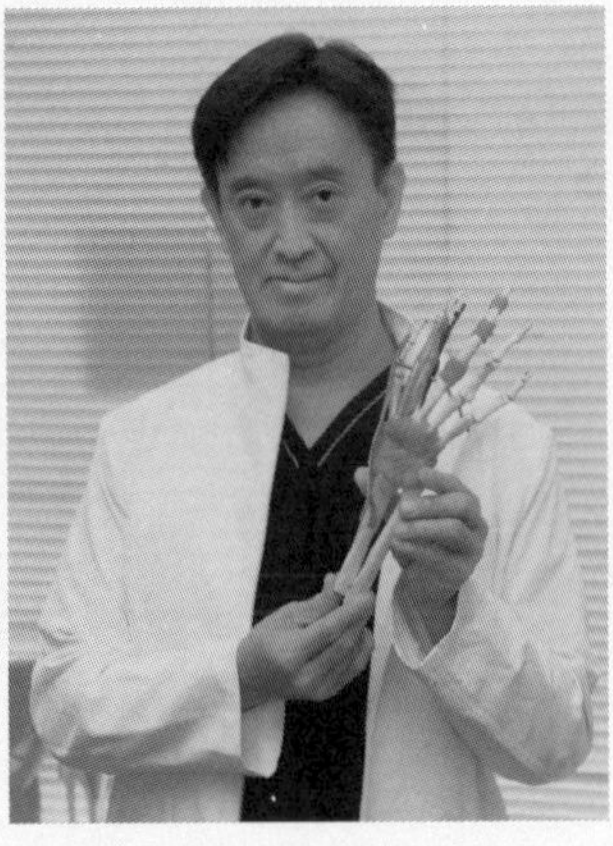

というエールを送りたいのは、適切な治療やセルフケアにより多くのヘバーデン結節患者は症状を軽減することができ、快適な日常生活を送っているという事実があるからです。

ヘバーデン結節の原因はまだ解明されておらず、確立された治療法というのはありません。そうした状況ではあるものの、これまでに100万人以上の患者に接してきた治療家として、これまでの経験をもとにして、その方にとって最善策を導き出す術《すべ》はもっていると自負しています。

本書では、ヘバーデン結節の治療法はもちろんですが、セルフケアの方法も紹介しています。セルフケアは誰もが簡単に行える、日々実践していただきたいものです。紹介したセルフケアは治療でもあり、予防でもあります。

また、ヘバーデン結節は中高年女性に多い疾患です。この時期に気を付けていただきたいそれ以外の手指の疾患についてもまとめました。

日常生活で手指を使わないことはほとんどないからこそ、手指の健康には心を配りたいもの。ヘバーデン結節を正しく理解し、症状の改善に役立てていただければ幸いです。

さかいクリニックグループ代表　酒井慎太郎

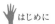

ヘバーデン結節かも!?

小指、薬指の外側に
しびれを感じる
□はい　□いいえ

指がまっすぐ伸ばせない
□はい　□いいえ

小指側を叩くと
しびれる
□はい　□いいえ

グーにして小指のほうへ
曲げると痛い
□はい　□いいえ

指に変形がある
□はい　□いいえ

机に手をつくと痛い
□はい　□いいえ

「はい」の数が２つ以上で手指に問題あり

手のトラブルを早期にチェック

もしかしたら、

中高年になると増える手指の疾患。痛みや変形を伴うヘバーデン結節もそのひとつです。あなたの手指は大丈夫？ トラブルの進行を食い止めるためにも、以下のようなサインを見逃さないことが肝心！ チェックしてみてください。

朝、指がこわばる
□はい　□いいえ

物を持つと痛い
□はい　□いいえ

手や指をよく使う仕事をしている
□はい　□いいえ

指が痛くてボタンがかけられない
□はい　□いいえ

指が曲げにくい
□はい　□いいえ

目次

はじめに……2
〈手のトラブルを早期にチェック〉もしかしたら、ヘバーデン結節かも!?……4

第1章 ヘバーデン結節が増えている!?……9
ヘバーデン結節は放置されがちな指の疾患……10
関節リウマチと間違えやすいので注意して……12
放置すると不便&不快な日常生活になる!……14
ヘバーデン結節は女性に多く発症する……16
ヘバーデン結節はこれからどんどん増える!?……18

第2章 ヘバーデン結節はどうしてなるの?……21
指の過度な使い過ぎがヘバーデン結節の原因!?……22
女性ホルモンの関連もいわれている……24
初期症状は第1関節の痛み、腫れが一般的……25

第1関節が壊れてコブや変形につながる……28
症状のあらわれ方は個人差が大きい……30
痛みをやっかいにしている原因があった……32
納得のゆくクリニック選びが肝心……34

第3章　ヘバーデン結節と手指疾患のセルフケア……35

適切なケアで進行を食い止めることができる……36
湿布や絆創膏で第1関節を固定する……37
ストレッチやマッサージで第1関節を守る……40
全身の血行改善で症状は緩和する……42
全身の血行をよくする体操……44
首の血行をよくする体操……46
セルフケアは予防にもつながる……48
閉経期以降の女性には手指の疾患が多い……50
関節リウマチ／ばね指（弾発指）／ドゥ・ケルバン病／手根管症候群／手根不安定症／母指内転筋炎症／つき指／尺骨神経管症候群／マレットフィンガー／ブシャール結節

第4章 ヘバーデン結節がよくなった体験例……69
症状には個人差があるので、オーダーメイド的な対処を……70
第5章 ヘバーデン結節の効果的な治療法……81
消炎鎮痛薬で痛みをコントロールする……82
日常生活に支障が出たら手術も選択肢のひとつ……83
ホルモンバランスを整える成分も注目されている……85
体外圧力波治療は即効性が期待できる！……86
ヘバーデン結節 素朴なQ&A……88
主な参考文献……94

第1章

ヘバーデン結節が増えている!?

ヘバーデン結節は放置されがちな指の疾患

「最近、指を動かすときに、右手の小指の第1関節に痛みを感じる」
「裁縫が趣味なのですが、数年前から指の第1関節が曲がりにくくなった」
「痛みはないけれど、左手の中指の腫れが気になる」
「仕事でレジ打ちをしているのですが、指先がよく腫れるようになった」
「右手の人差し指の第1関節が物に触れただけで、痛みを感じる」

こうした症状を自覚したとしても、すぐに病院を受診しようという人は少ないのではないでしょうか。少し時間がたてば治るだろうと、そのまま放置していたり、あるいは老化によるものだろうから仕方がないと諦めてしまっている人もいるはずです。

実はこれ、れっきとした手指の疾患であるヘバーデン結節です。あまり聞きなれない病名ですが、近年ようやくクローズアップされるようになってきました。4～5ページで紹介した手のトラブルの自己チェックで2つ以上該当する項目があった人はリスク大です。

ヘバーデン結節とは、一体、どんな病気なのでしょうか？

この病気は指の第1関節が痛くなったり、腫れたり、少しずつ曲がっていく病気です。40歳

ヘバーデン結節は第１関節が痛む疾患

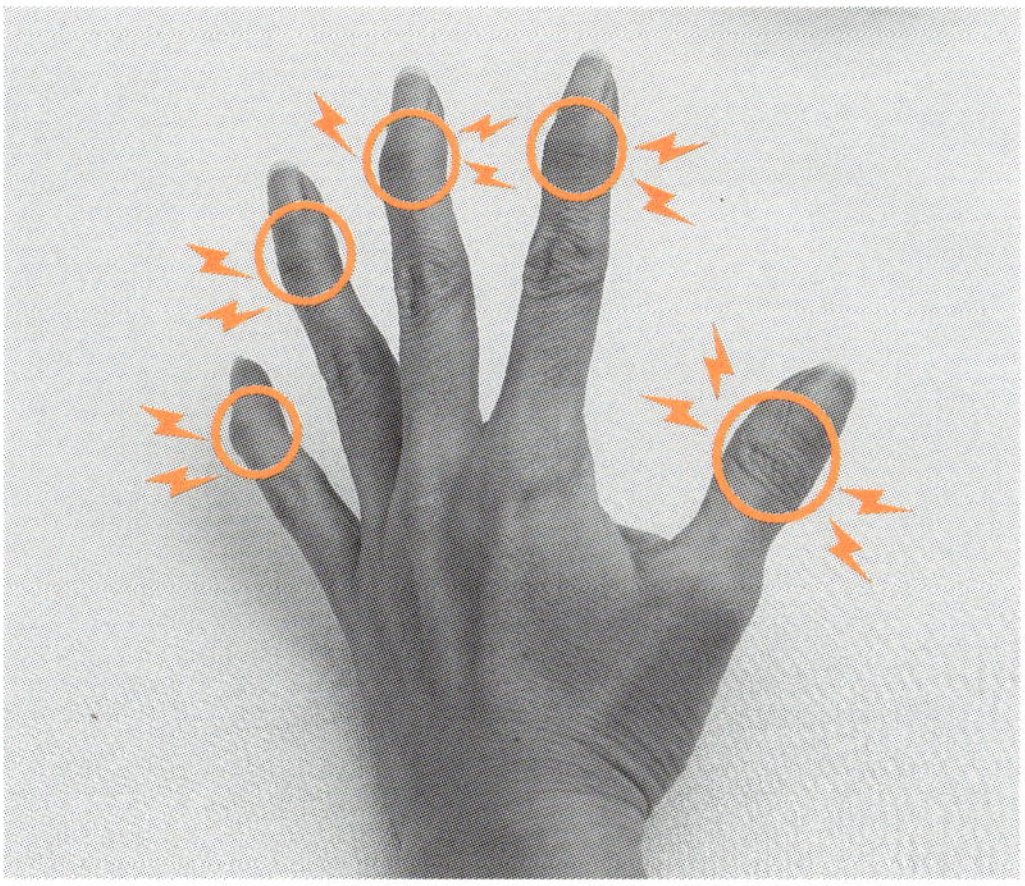

以上の女性に多くみられるのが特徴です。

この病名は知らなくても、「もしかしたら、私も……」と、心当たりのある人は多くいらっしゃるはずです。

私はこれまで多くのヘバーデン結節の患者さんの治療にあたってきましたが、「先生、指が痛いので何とかしてください」といっていらした方はほとんどいません。肩、腰、膝といった関節痛の治療をしている過程で「あの〜、実は先生、指も痛くて……」と切り出し、ついでに診てくださいというスタンスで相談される方が実に多いのです。ですから、**きちんと治療を受けていない方も相当数いらっしゃるのではないかと感じています。つまり、放置されがちな疾患です。**

手の病気としては、皆さんがよく知っているもののひとつに腱鞘炎《けんしょうえん》があります。腱鞘炎は痛みは出るものの、進行しても指が変形することはまずありません。また、中高年女性に多いばね指なども同様です（こうした手指の疾患については第3章で詳しく取り上げます）。しかし、へバーデン結節の場合、**放置すれば、指先の変形がひどくなり、物がつかめなくなることもあります。さらに、爪も変形します。**

へバーデン結節の症状や進行のスピードには個人差はあるものの、放置すれば症状がどんどん進んでしまう可能性が高い疾患です。こうなると日常生活にも支障が出てきます。へバーデン結節は圧倒的に女性に多い疾患ですが、数的には少ないものの男性にもみられます。

関節リウマチと間違えやすいので注意して

指の関節が痛くなったり、腫れたりすると、まず皆さんが心配されるのが関節リウマチでしょう。関節リウマチはよく知られた病気で、痛みや腫れの症状などへバーデン結節と似ているので仕方のないことですが、自己判断では間違いやすい病気です。

へバーデン結節と関節リウマチの違いはどこにあるのでしょうか？　一番わかりやすいのが痛みの出る部位です。へバーデン結節は第1関節にしか症状が出ません。一方、関節リウマチが指に出た場合、多くは第2関節に出やすいとされます。また、関節リウマチは、左右対称に症状が出るのが特徴です。ちなみに、へバーデン結節も関節リウマチも親指、人差し指、中指、薬指、小指と5本の指すべてに発症します。

ではここで関節リウマチについてみていきましょう。この病気は免疫が異常反応することで関節に激痛が起こり、足首、膝、肩、肘、股関節など全身の関節に炎症を起こします。進行すると、骨や軟骨が壊れて関節が動かせなくなり、日常生活に支障をきたします。炎症は関節だけでなく、目や肺などの全身に拡がることもあります。高齢者に多いと思っている方が多いかもしれませんが、へバーデン結節と同様に中高年の女性にも多く発症します。

関節リウマチの自覚症状で多いのは朝のこわばりです。朝起きたときに指の動きが悪く30分から1時間以上続くこともあります。重いものを持つと手がしばらく曲げられなくなったり、重いカバンを長く持ったりするとしばらく手が開けられなくなったりします。

私が診てきた多くのへバーデン結節の患者さんに関しては、自覚症状で朝のこわばりを強く訴える人は少なかったというのが実感です。多かったのは、指が伸ばしにくくなった、あるいは痛みを訴えるケース。小指、中指、薬指に発症する人が多かったです。

へバーデン結節の症状は必ずしも痛みを伴うとは限らず、腫れや変形が先にみられるということもあります。症状の出方や進行具合は、個人差が大きいといえるでしょう。

最後に診断方法です。関節リウマチは血液検査でわかります。尿検査やレントゲン検査とも組み合わせて行われているようです。ヘバーデン結節はレントゲンで診断を行います。第1関節の痛みや腫れ、変形、軟骨がすり減って骨同士がぶつかり合ってできる骨のとげ（骨棘《こっきょく》）があれば、ヘバーデン結節と診断されます。

放置すると不便&不快な日常生活になる！

ヘバーデン結節の症状には個人差があると申し上げましたが、軽くみて放置したままでいると、その後にやってくるのは不便で不快な日常生活です。左ページで、具体的にどのようなことができにくくなるのかをあげました。ひとつひとつみていき、このすべてができないとしたら……。

国の社会生活基本調査によると、女性が家庭で家事・育児、介護に費やす時間は1日平均2時間ほどです。家事、育児、介護では手を使わない仕事はないといってもいいでしょう。ヘバーデン結節になると、この2時間の家事をスムーズにこなすことができなくなり、ロス時間が多くなります。**食事で箸や茶碗を持つとき、あるいは入浴中に体や髪の毛を洗うときなどにも痛**

ヘバーデン結節になると、こんなにツライ!

◎雑巾を強く絞れない

◎食器を洗うとき、お皿を指先で持つと痛む

◎力が入らずペットボトルの蓋が開けられない

◎財布の小銭を出すときに痛い

◎バッグから物を出すときに痛い

◎洗濯機から洗濯物を取り出すときに痛む

◎パソコンのキーボードの文字を打つときに痛む

◎缶のプルタブが思うように引けない

◎包丁がしっかりと握れない

◎髪の毛を洗うときに痛い

◎力が入らず物をよく落とす

◎ピアノなどを弾くと指に強い痛みが走る

◎見た目が悪く気になる

◎ズキズキ痛み集中力がなくなる　etc.

みが出て、本来は心身をリラックスすべきときにもストレスを感じるようになります。

仕事では、**パソコンなどを使う人はキーボードを打つとき、あるいは引き出しから物を取り出すときにも痛みが出るので、**仕事に集中できなくなります。

持つ、つまむ、つかむなど、これまで何の苦労もなくできていたことが、指を使えなくなって初めてそのありがたさがわかる――ヘバーデン結節で苦しんでいたある患者さんがしみじみいっていたことを思い出します。

たかが指先の痛みだからと、ヘバーデン結節をあなどってはいけません。

ヘバーデン結節は女性に多く発症する

ヘバーデン結節も関節リウマチも、男性よりも女性に多い病気です。私のクリニックでも、**ヘバーデン結節の患者の8〜9割は女性です。**

総務省が毎年行っている国民生活基礎調査では、性別にみた有訴者率（病気やけが等で自覚症状のある者の人口1000人当たりの割合）を調査しています。平成28年の同調査の上位5症状をみると、次のようになっています。

【女性】１位 肩こり、２位 腰痛、３位 手足の関節が痛む、４位 体がだるい、５位 頭痛
【男性】１位 腰痛、２位 肩こり、３位 せきやたんが出る、４位 鼻がつまる・鼻汁が出る、
５位 手足の関節が痛む

女性の３位に「手足の関節が痛む」があります。手と足の割合がそれぞれどのくらいなのかは不明ですし、具体的な病名まではわからないのであくまでも推測の域を出ませんが、指の関節のトラブルであるヘバーデン結節はここに入っているのではないでしょうか。ちなみに男性では「手足の関節が痛む」は５位。女性よりも少なくなっています。男性と女性はそもそも体の構造が違うので、男性がなりやすい病気、女性がなりやすい病気というものがあり、ヘバーデン結節を含む手指のトラブルは男性よりも女性がなりやすい疾患といってもいいと思います。

手指の関節痛やこわばりは、更年期の症状のひとつとしても起こりえるものです。更年期とは閉経前後５年ほどの時期のことを指し、体にさまざまな不調があらわれる時期です。この時期、ヘバーデン結節の症状に悩まされる女性は少なくありません。

ヘバーデン結節が進行して指先が変形すると、やはり見た目が悪くなることを気にされます。男性は、指くらいで大げさな！　と言うかもしれませんが、女性はそうではありません。**指が気になって人前に出ることがいやになったり、気持ちがふさいでしまったり……。**ヘバーデン結節をきっかけに不健康な生活へ突入してしまうというケースは否定できません。

現在、年齢を重ねることをネガティブにとらえず、上手に年を重ね豊かな人生を送るウェルエイジング、あるいはサクセスフルエイジングという考え方が広まっています。女性に多く発症するヘバーデン結節。ウェルエイジングにつなげるためにも早めに対処していただきたいと思います。

ヘバーデン結節はこれからどんどん増える⁉

私はヘバーデン結節の患者さんは今後増えるのではないかと思っています。理由はいくつかあります。

まず、ヘバーデン結節が認識されつつあるという現状です。ヘバーデン結節は適切な治療をすれば、進行を食い止めることが可能な疾患です。こうしたことを含め、ヘバーデン結節に関して正しい情報が社会的に認知されれば、これまで放置していた人や諦めていた人が病院などを訪れるようになり、患者が顕在化するからです。

現在、潜在的な患者を含めた数で300万人ともいわれていますが、患者数など正確なデータも蓄積され、研究が進めば、治療法の選択肢が増えるかもしれません。

平均寿命の延びも患者が増えるひとつの要因だと思います。厚生労働省の「平成29年簡易生命表」によると、日本人の平均寿命は男性が81・09歳、女性が87・26歳。厚労省では、医療技術の目覚ましい発展で、今後さらに日本人の平均寿命は延びることが予想されるとしています。

ヘバーデン結節は男女とも中高年以降に多くみられるので、平均寿命が延びれば、相対的に患者数は増えると考えられるからです。

社会のデジタル化も、ヘバーデン結節のリスクを高める可能性があります。というのは、デジタル社会にはスマートフォンやパソコンは欠かせません。実は、指の使い過ぎはヘバーデン結節になりやすいとされています。こうしたデジタル機器の長時間の使用が、ヘバーデン結節のリスクを高めるのではないか、それを心配するのです。

特に注目したいのはスマホです。スマホはもはや1人が1台持つ情報端末に成長。総務省の「平成29年版　情報通信白書」によると、スマホの保有状況（世帯）は、2010年には9・7%だったのが2016年には71・8%と6年間で急速に普及しています。個人のスマートフォンの保有率は2011年に14・6%であったものが、2016年には56・8%と5年間で4倍に上昇しています。

また、モバイルによるインターネット利用時間（平日1日あたり）を2012年と2016年とで比較すると、全体で38分から61分と1・6倍に増加。この理由はスマートフォン利用者の割合が上昇した影響が大きいとしています。

子どもたちはスマホでゲームをして遊び、学校ではタブレットを使っての勉強——子どもの頃からの指の使い過ぎが大人になってからの手指のトラブルに全く影響を与えないとは誰もいえないのではないでしょうか。

現代社会において、ヘバーデン結節は誰もがかかりうる可能性のある疾患ということがおわかりいただけたと思います。第2章ではヘバーデン結節の原因や症状など基本的な知識を解説していくことにします。

第2章

ヘバーデン結節はどうしてなるの?

指の過度な使い過ぎがヘバーデン結節の原因!?

「老化によるものですね」
「更年期のせいです」
「変形が終われば痛みは消えます」
「これといった治療法はないんです」

ヘバーデン結節を疑い病院に行くと、こう言われてしまうことがたびたびあると聞きます。でも、それも仕方のないことなのです。なぜかというと、**ヘバーデン結節のはっきりとした原因は解明されていないので、これだ！という治療法がないからです。**ただし、これまでの研究や臨床データなどから、いくつかの理由がいわれています。それは、

●指の使い過ぎ
●老化
●ホルモンの影響

ヘバーデン結節は、手指を使う仕事をしている人に多くみられることから、使い過ぎが原因のひとつといわれています。手を使っての重労働者や農業に従事する人、また、ピアニストや

ギタリストなど弦楽器の音楽家にもヘバーデン結節の患者はいるようです。弦を指ではじいたり、鍵盤を叩いたりといった動作は指にとってはかなりの重労働になるのです。私の患者さんの中にも、料理人や裁縫作業など、手先を使う仕事をしている人がいます。

皆さんは指を使い過ぎていませんか？　第1章の最後でも触れましたが、仕事でもプライベートでも手指を使う機会は今後増え、使い過ぎが加速されることが予想されます。

手にも指にも筋肉があります。筋力が弱いと、手作業を少しやっただけでも使い過ぎと同じ状態になり、指に負担がかかることでヘバーデン結節になるリスクも高まります。女性は家事などで手指を使うことが男性よりも多いこと、また、男性よりも筋力が弱く、使い過ぎによる影響が出やすいので注意が必要です。

ちょっと痛いだけだから、疲れてはいるけど我慢できると、手指の場合はそのままにしたり、無理して使ってしまうものです。ですから、知らぬ間に症状が悪化してしまうのです。これはヘバーデン結節だけでなく、ほかの手指の疾患にもいえることです。

老化が進めば、軟骨も減り、骨も弱くなります。また、靭帯、腱なども若い頃に比べて柔軟性はなくなり、その分、指の関節への負担が大きくなります。つまり、使い過ぎと同じ状態になり、痛みや腫れにつながります。もちろん、老化による関節への負担は指だけでなく、腰、股関節、膝などについてもいえることは皆さんも実感しているはずです。

女性ホルモンの関連もいわれている

ヘバーデン結節は更年期に発症しやすいことから、女性ホルモン（エストロゲン）の関与が指摘されています。更年期は大きく体が変わる時期で、さまざまな不定愁訴が出てきます。第1章でも解説しましたが、ヘバーデン結節と症状が似ている関節リウマチをはじめ、痛みを伴う手指の疾患も更年期に多くみられます。

女性ホルモンには妊娠・出産のための働きのほか、次のような女性の健康を守るさまざまな働きがあります。

・靭帯や腱や軟骨の弾力性を保つ
・コレステロールの増加を抑える
・血管を強くする
・骨量を維持する
・うるおいのある皮膚やつやのある髪にする
・自律神経の働きを調整する

体内には、女性ホルモンと結合する受容体（レセプター）があります。たとえば「靭帯や腱や軟骨の弾力性を保つ」働きは、靭帯や腱や軟骨にある受容体に女性ホルモンが結合することでその働きが発揮されます。しかし、更年期は女性ホルモンの分泌が低下する時期で、この働きが十分に行われなくなります。したがって、**靭帯や腱の柔軟性が低下して関節への負担も高まります。炎症が起こりやすくなり、痛みや腫れといった症状につながると考えられます。**つまりこうしたことが、指の関節に起こるというわけです。

女性ホルモンの減少と手指疾患の関係については、徐々にさまざまなことがわかりつつあります。同じ更年期でも、なぜ手指が変形しやすい人としにくい人の違いがあるのかなど、さらに詳しい研究が進められているようです。

初期症状は第1関節の痛み、腫れが一般的

第1関節が痛むのがヘバーデン結節です。では、どんな症状に見舞われるのか、具体的にみていきましょう。症状としてあげられるのは、次のようなものです。

● 動かすときに痛みが出る
● 指先が伸ばしづらくなる

●第1関節を押すと痛い
●第1関節が赤く腫れる
●指の両脇が腫れてコブ（結節）ができる
●指先が変形して曲がる
●ゼリー状の水ぶくれができる

最初に痛みを覚えて「何か変だ」と気づく人は多いようです。その痛みとはどのようなものなのでしょうか。ちょっと触れただけで跳び上がるほど痛い人、ズーンという鈍痛を感じる人、ズキズキと痛む人など、個人差や症状の段階によってさまざまといえます。

ただし、痛む場所に関しては、第1関節の甲側（背部）が痛む場合と、第1関節の両脇が痛む場合の2つのパターンがあります。これまで私がクリニックで診たへバーデン結節の患者さんは、甲側に痛みを訴える方が多かったですね。この2つは、痛みの起こるメカニズムが違います（左ページ参照）。

■第1関節の甲側が痛む場合

指先の骨には、第1関節をまたいで指を伸ばすときに使う伸筋腱《しんきんけん》がついています。その付着部が引っ張られることで痛みが出ます。手や上腕の筋肉が硬くなることで腱が引っ張られてしまうのです。

痛みが出る場所とその理由

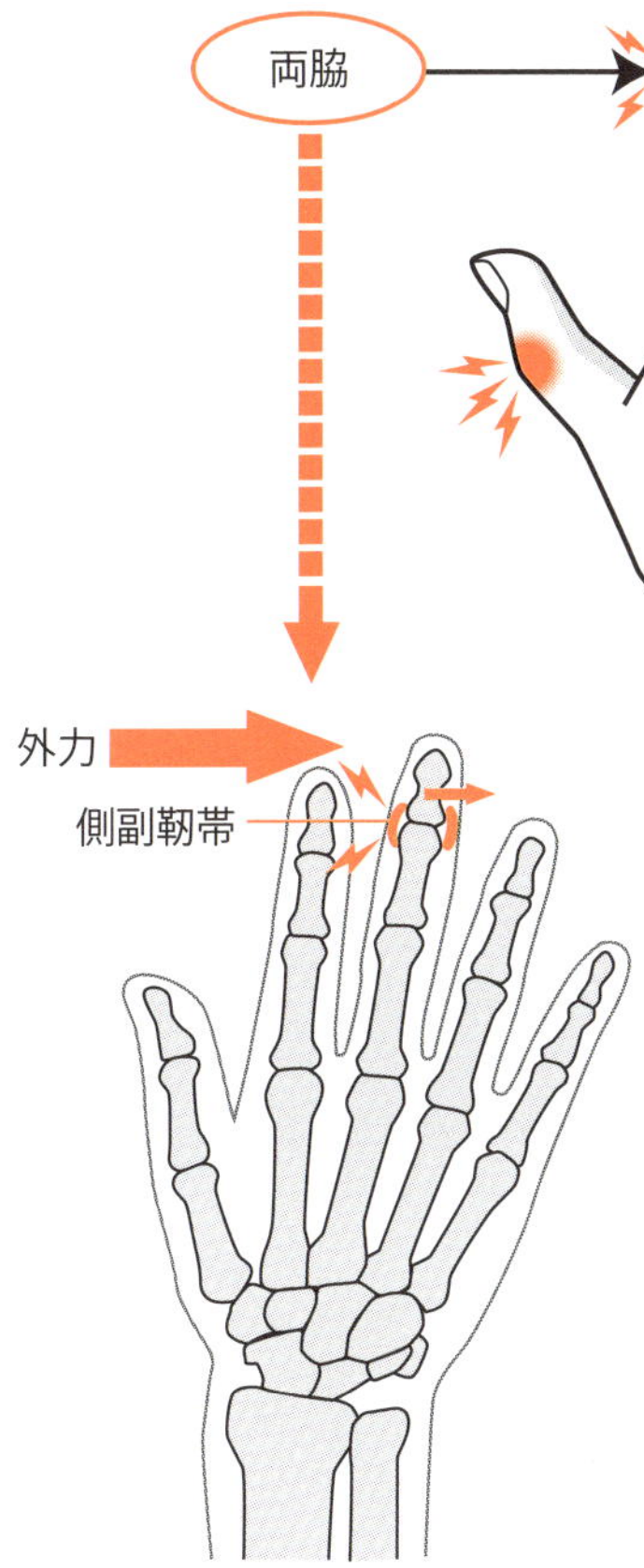

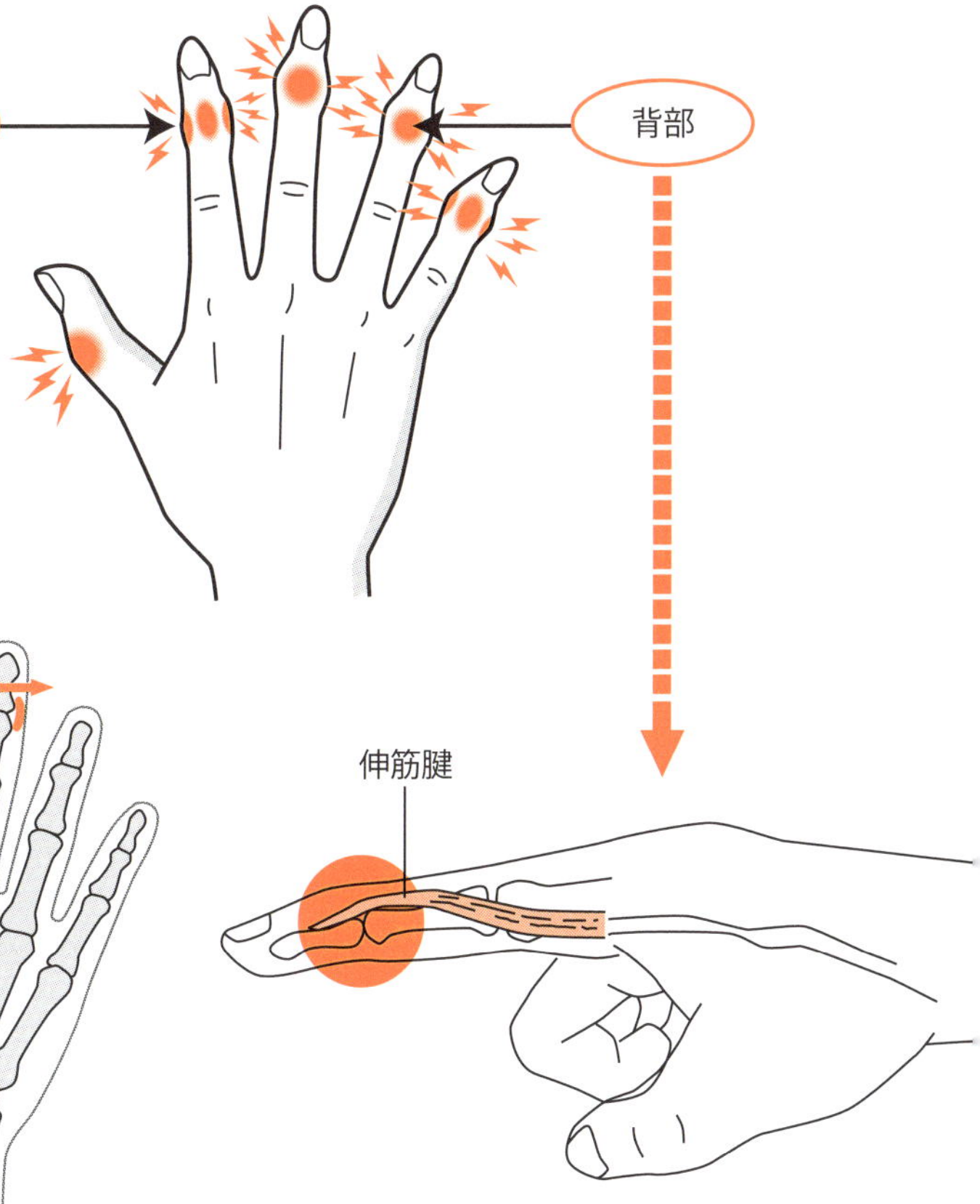

甲側の痛みは、腱の付着部が
引っ張られて生じる。

両脇の痛みは、側副靭帯が
損傷を受けることで生じる。

■ 第1関節の両脇が痛む場合

指の両脇の痛みは、指の第1関節にある側副靭帯が何らかの損傷を受け炎症を起こした結果です。側副靭帯とは、指の関節の両脇（内側と外側）に存在し、関節の安定性を司る役目をしています。横方向からの外力を受けると損傷しやすい部位です。痛みを我慢して無理に指を動かすと、側副靭帯が部分断裂を起こしたり、完全に断裂するなどして状態が悪化します。

第1関節が壊れてコブや変形につながる

第1関節の一部がコブのように腫れてしまったり、曲がったり、こうした関節の変形もヘバーデン結節の特徴です。

そもそも関節とはどのようなしくみで動くのでしょうか。関節の骨と骨の間には軟骨があり、関節包と呼ばれる袋が包んでいます。そして骨、筋肉、靭帯、腱などが定位置で働くことで、スムーズな動きをサポートしています。

第1関節のわずかな歪みが放置されたまま無理に使うと、骨、筋肉、靭帯、腱の位置が崩れ関節にひっかかりが出てきます。そしてそのまま使い続けると、関節や骨、腱や靭帯が硬く収縮してしまったり、損傷を受けたりします。また、軟骨がすり減り、骨と骨がぶつかって結節（コブ）ができたり、骨棘（とげ）ができ変形してしまうのです。

骨棘はほかの変形性関節症にもみられる、とげ状の骨のことです。軟骨がすり減るとそれが刺激となって骨組織は修復しようと骨を作り始めるのですが、こうして増殖して硬くなってできるのが骨棘です。ギザギザしているので痛みを伴うこともあります。こうして関節が変形してしまえば、自然にもとに戻ることはありません。そうなる前に関節の破壊を食い止めることが大切なのです。

ヘバーデン結節で第1関節の歪みが軽症の場合、私は独自に完成させた**「関節包内矯正」**という手技を患者さんに施すことがあります。これは、関節包の中にある骨の動きに異常がないか、指先と手のひらの感覚で感じとり、押したりつかんだりしながら正常な動きに戻すという施術法です。目的は、第1関節の歪みを矯正することで変形の進行を食い止めることにあります。このように、関節の動きをよくしたり、ひっかかりを改善することも私が行うヘバーデン結節の治療のひとつです。

水ぶくれのような透き通った出っ張りができるのも、ヘバーデン結節にみられる症状です。これはミューカスシスト（粘液嚢腫）と呼びます。関節の変形や炎症が刺激となり形成されたもので、粘液嚢腫が大きくなると爪の変形が出ることもあります。

症状のあらわれ方は個人差が大きい

ヘバーデン結節の症状は、大方おわかりいただけたと思います。では、ヘバーデン結節はどのように進行していくのでしょうか。典型的な進行のプロセスをみていきましょう。

まずは、**手指の関節の痛みや腫れがメインとなる急性期には、痛みだけ出る、腫れと痛みが同時にあらわれる、腫れるが痛みはない、指が伸びにくく熱を感じるなど症状の出方はさまざま。痛みや腫れはないものの、初期にわずかな関節の歪みを自覚する人もいるようです。**その後、関節が曲がったり、指の関節が腫れてコブのようになったりして変形が進みます。一気に進む場合もあれば、痛みが出たり出なかったりしながら変形が少しずつ進むというケースもあります。

ヘバーデン結節は、小指から始まる人もいれば、中指から、あるいは薬指からという人もおり、どの指から始まるかわかりません。腫れや痛みが治まっても再発する可能性もありますし、痛みが軽減し、気にならなくなってそのまま症状が出ないというケースもあります。痛み、腫れ、変形という3大症状がいつどのようにあらわれるかは、ひとりひとり違うということです。

ヘバーデン結節の症状が改善していくプロセスも、

●治療を始めて2～3か月で症状が緩和され、普通の生活が送れるようになった
●3週間ほどの治療で痛みが軽減され、家事もラクにできるようになった
●痛みと腫れに半年ほど悩んだが、いつの間にか消えてしまった。そのまま放置していたら数年後に再発し変形が始まった
●治療をやめると症状が気になるので、治療をずっと続けて6年ほどになる
●痛みはなく指が変形してきたので、治療で進行を抑えている
●症状が続いた1～2年は治療を続け、今は時々痛くなるときだけ治療に行く
●治療は続けたものの効果がいまひとつで、10年くらいかけて変形が進み、今は止まった

と、このようにさまざまです。

患者さんたちに聞くと「炎症が出たらなるべく早く抑えること」「痛いときは固定すること」「第1関節の歪みやひっかかりなどの違和感は早期に発見すること」「治療も大切だけど、セルフケアも重要」が、進行を遅らせるために大切なことだといいます。セルフケアについては第3章で紹介します。

ヘバーデン結節は進行性の疾患ですから、たとえ症状の改善が遅々としていても、諦めず気長に根気強く取り組むことが大切ですね。治療をやめてしまえば、たとえ症状が悪化していないようにみえても進行しているということを忘れないでください。

痛みをやっかいにしている原因があった

ヘバーデン結節を引き起こすのは、指の使い過ぎ、老化、ホルモンが関係しているといわれていますが、痛みを引き起こしたり、痛みを長引かせたりする理由のひとつには、血行不良があると考えています。

これまで数多くのさまざまな関節の痛みと向き合ってきた結果得たのは、痛みが治りづらい、痛みを繰り返している、痛みを併発している場合は、筋肉、腱、靭帯だけでなく、血液・神経の流れの状態も悪くなっている可能性が高いということ。ですから、それを改善することが不可欠だということです。

血流がよくなれば栄養や酸素が十分に運ばれるので、痛みのある関節周辺の腱や靭帯が緊張や疲労から解放されます。緊張して硬くなっていた腱に柔軟性が戻り、しなやかに伸び縮みができるようになります。筋肉が血管壁を通して血液を送る「筋肉のポンプ作用」が高まり、さらに血流がアップ。筋肉のポンプ作用とは筋肉が弛緩と緊張を繰り返すことできれいな血液をどっと送り込んだり、老廃物を持った血液を送り出したりするしくみです。血行の改善で、狭くなっていた関節の可動域が広くなることも期待できるのです。

血行がよくなることのメリットはこれだけではありません。血液の流れが悪いままだと、痛みのもととなる炎症物質がその場に停滞してしまい、しつこい痛みに悩まされることになります。しかし、血行がよくなると、その炎症物質がうまく回収されて不快な症状を抑えることができるのです。

ヘバーデン結節で指の痛みを訴える患者さんに湿布や電気治療を施してもなかなか治らないことがあります。この場合、**腱や靭帯だけでなく、血液や神経の流れも悪くなっている可能性が非常に高いので、血行をよくするためのケアを施します。**これにより、痛みが軽減されて日常生活での動作やスポーツなども不便なくできるようになった患者さんもいます。

それから、痛むところだけに目を向けていてはいけないということもわかってきました。手や指に起こる症状は、別のところから影響を受けているケースもあるのです。手指に不調を抱えている人は、首にトラブルを抱えている傾向があります。こうした隠れた原因に気づかせてくれたのは、クリニックにいらした患者さんたちです。**手には首周辺から血管や神経が多く伸びているので、手のコンディションを整えるためには、首の状態も大切なポイントです。**首の体操で血行を改善することで、手の痛みの軽減につながる可能性は高くなります。

全身や首の血流をよくするセルフケアに関しては第3章で取り上げています。ぜひ、参考にしてください。

納得のゆくクリニック選びが肝心

第1関節の痛みはヘバーデン結節による場合もあれば、何か別の病気の症状として出るケースもあるので、自己判断はしないことです。痛み、腫れなどを伴い少しでも変だと思ったら整形外科を受診するといいでしょう。そこでほかの病気が否定されることで、ヘバーデン結節の治療に安心してのぞむことができるはずです。最近は、ペインクリニックの中にはヘバーデン結節に対応してくれるところもあるようです。

私のクリニックにいらっしゃる方は、他院で「手術しか方法がない」「老化だから仕方がない」と言われた方、手術を受けたが思うような結果が出ていない方など実にさまざま。ヘバーデン結節に関してもそう言ってこられる方は少なくありません。

どんなときでも私は問診を重視した治療を行っています。近年、症状と画像検査が一致しないことが多いと言われていますが、五感がとらえた体の変調は精密検査よりはるかに病気の感度が優れていると考えるからです。どんな治療でも患者さんが結果に満足するものでなければ、それは望ましいとはいえません。納得ゆくクリニック選びをしていただくことで、治療を続けるモチベーションにもつながります。

第3章

ヘバーデン結節と手指疾患のセルフケア

適切なケアで進行を食い止めることができる

はっきりとした原因が解明されていないヘバーデン結節。であれば「できることはなにもないはず」「なにをしても無駄かも」と諦めてしまう人もいるかもしれません。でもそれは間違いです。前述したようにヘバーデン結節は進行性なので、放置すれば症状が進んでしまう疾患です。でも、**早期に指先の異常を発見してヘバーデン結節と診断され、その上で治療やセルフケアを始めれば、進行を食い止めることができるのです。**

私がこれまでヘバーデン結節の患者さんを診てきて思うのが、セルフケアは症状の改善に有効だということ。痛みが軽減され指を自由に動かすことができれば、家事もラクにこなせますし、生活が快適になります。

セルフケアの目的は、

- 痛みを軽減する
- 腫れを改善する
- 関節の破壊の進行を遅らせる
- 指先の著しい変形を食い止める

そのためにできる方法は、次のとおりです。

- 患部安静のため固定する
- 手指のストレッチやマッサージをする
- 体の血行をよくする体操を行う
- 指先の状態をチェックする

原因がわからないから対処法はなにもない！ と思っていませんでしたか？ ヘバーデン結節対策としてできることは意外とたくさんあるのです。

この章では具体的にその方法を解説していきます。

湿布や絆創膏で第1関節を固定する

ヘバーデン結節で指の第1関節に痛みや腫れがある場合、まず大切なのが安静を心掛けること。ただ、日常生活で指を全く使わないというのは難しいため、患部を固定することが重要です。痛みを感じるにもかかわらず普段と同じ指の使い方をしていると、炎症を悪化させ症状を進行させることもあります。**固定すれば指の負担が軽減され、症状の進行を防げます。**なお炎症が強く、患部が熱を持っている場合は、症状が落ち着くまでは流水で2〜3分冷やしたり、冷たい湿布やアイシングで冷やすのも効果的だと覚えておきましょう。

さて、固定方法ですが、指全体をガチガチに固めるの？ という声が聞こえてきそうですが、その必要はありません。痛みがあるときに私がおすすめしているのはソフトな固定法です。**ヘバーデン結節で痛むのは第1関節なので、そこだけ動かないようにすればいいのです。**

用意するのは、湿布とテープ。テープはガーゼや包帯止めなどに使うもので自宅の救急箱の中にもあるはず。湿布を小さく切って第1関節を覆うように巻き、テープでとめます（左ページ参照）。腫れが治まったら、幅の広い絆創膏を巻いて固定するといいでしょう。これなら炊事などで水を使うことがあっても安心です。また、厚紙を利用して固定する方法もあります。症状が軽くなってきたら、指のサポーターを使ってもいいでしょう。

ヘバーデン結節では原因が不明ではあるものの、関節の破壊が進みます。関節は骨と骨の間に軟骨があり、腱や靭帯で守られることで機能します。しかし、ヘバーデン結節が進むと、軟骨がすり減り、腱や靭帯などが定位置でなくなり、関節が機能しなくなりもろくなります。すると、ちょっとした外力で曲がったりして、変形が加速してしまうのです。**第1関節を動かないように固定することは、こうした変形の進行を食い止めることにもつながるのです。**

固定方法

湿布とテープで固定する

用意するのは市販の湿布薬とサージカルテープ。湿布薬を小さく切って指に巻き、上と下の2か所をテープで固定。

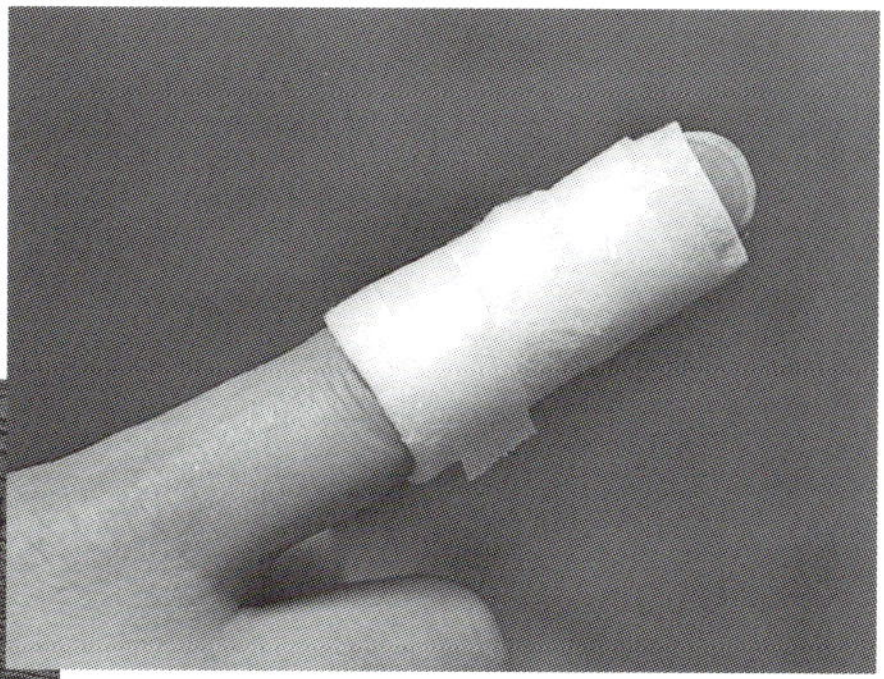

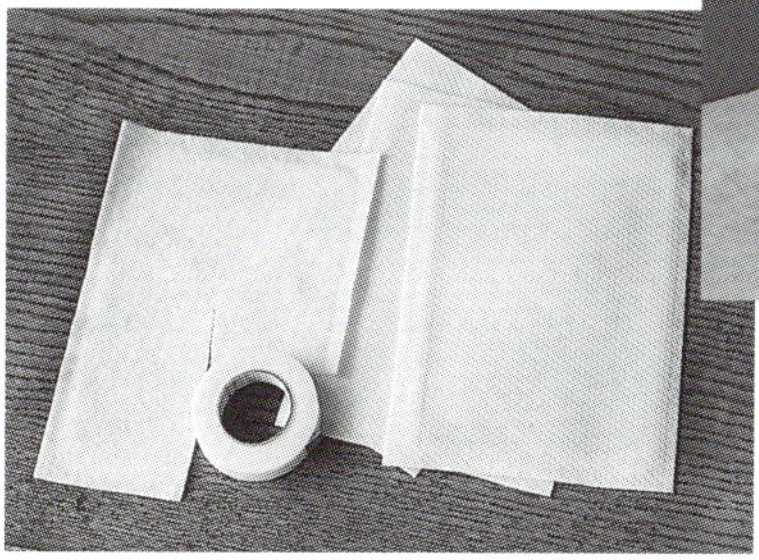

絆創膏で固定する

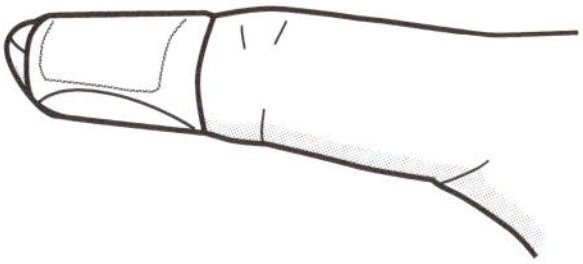

第1関節に幅の広い絆創膏を巻き付けて固定。幅が狭いものは2枚使用する。

厚紙を使って固定する

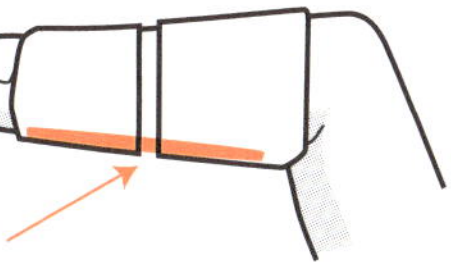

厚紙

指幅で長さ3㎝の厚紙を用意。第1関節が曲がらないように厚紙を下から当て、テープで固定する。

ストレッチやマッサージで第1関節を守る

第1関節の痛みは、指の腱や靭帯が緊張してしまうことでも起こります。痛みが落ち着いてきたら、無理のない範囲で指の関節を伸ばしたり、手のマッサージをしたりすると、症状が和らぐことがあります（左ページ参照）。ただ、注意したいのは、痛みのない範囲で行うこと。上腕の筋肉の柔軟性を高めることも痛みの軽減につながることがあります。では、指と上腕はどう関係しているのでしょうか？

それでは皆さん、手のひらを上に向けて、中指を曲げてみてください。そのとき、手首から上腕にかけてぴくぴくと動いているところがありますよね。指とつながっている筋肉です。つまり、指を動かすときには上腕につながる筋肉を使っているということ。上腕の筋肉が硬くなれば指への負担も大きくなり、靭帯が引っ張られるなどして指先の痛みにつながるのです。**ストレッチで上腕の筋肉をやわらかくすることで、指への負担も軽減されます。**左ページで紹介した上腕のストレッチは、上腕の外側の筋肉（伸筋群）と上腕の内側の筋肉（屈筋群）の柔軟性を高めます。第4章ではヘバーデン結節の症例を取り上げていますが、上腕のストレッチで症状が緩和されたケースを紹介しています。

手指のストレッチとマッサージ

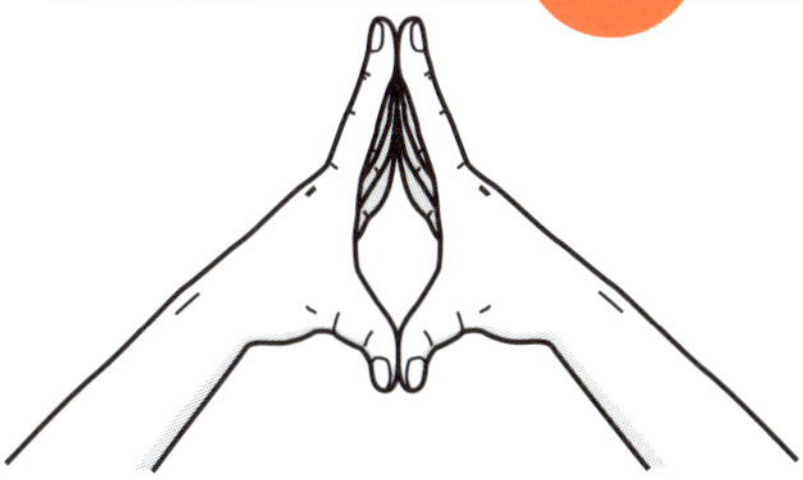

胸の前で、両手の5本指の先端をそれぞれ合わせて押し合い約10秒キープ。指をしっかり伸ばす。

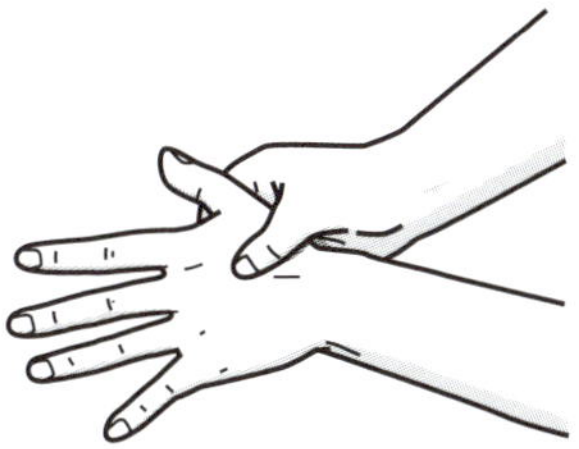

手の甲側にある、指の骨と骨の間のくぼみを、親指で軽く押すようにマッサージする。

上腕のストレッチ

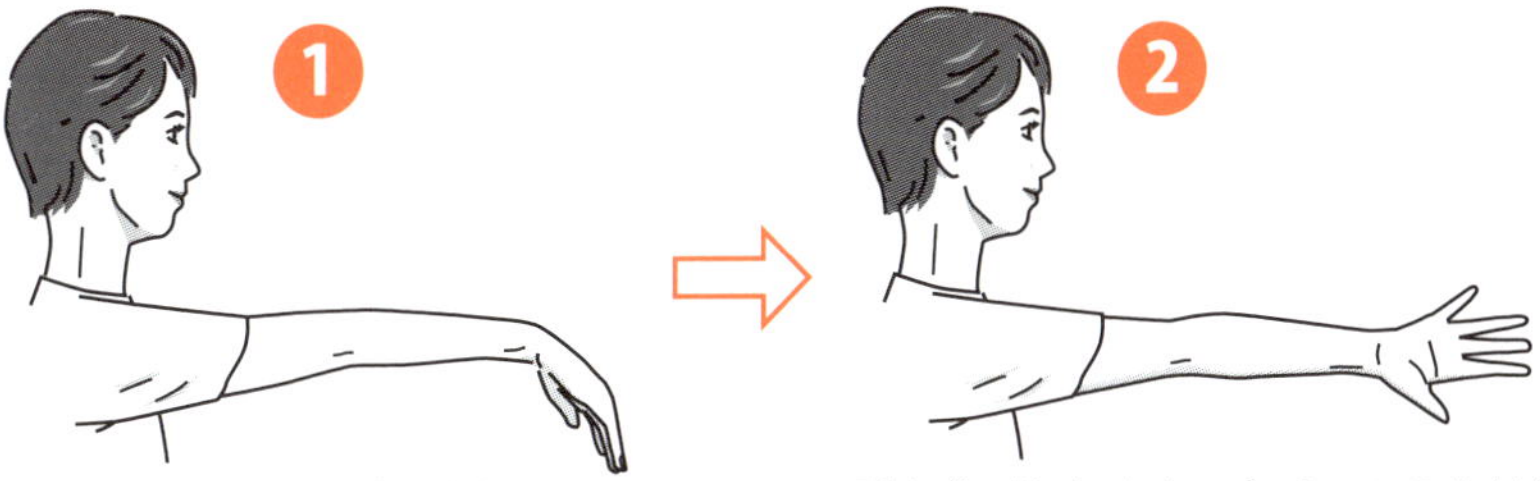

上腕の外側（伸筋群）を緩めるストレッチ。右手のひらを下に向けて腕を胸の前にまっすぐ伸ばし、手首の力を抜く。

肘を伸ばしたまま、右手のひらを外側に向けるように腕を回し5秒キープ。上腕の外側を伸ばす。左手も同様に行う。

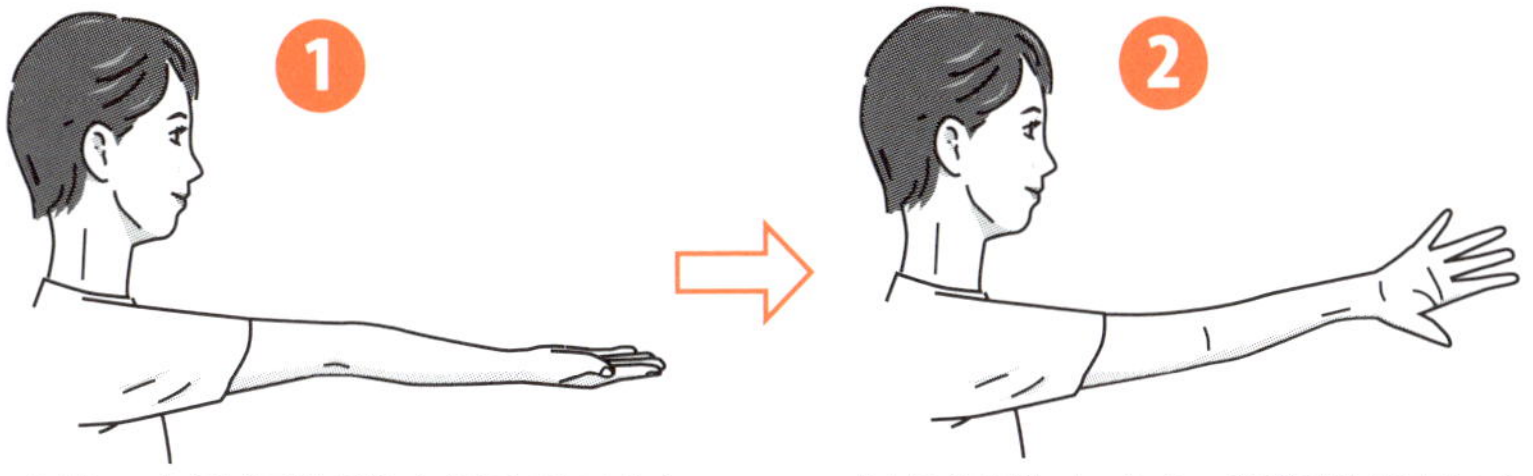

上腕の内側（屈筋群）を緩めるストレッチ。右手のひらを上に向けて腕を胸の前にまっすぐ伸ばす。

肘を伸ばしたまま、親指側を下に小指側を上に動かして手のひらが外側を向くように腕を回し5秒キープ。上腕の内側を伸ばす。左手も同様に行う。

全身の血行改善で症状は緩和する

体の健康を考えるとき、普段はあって当たり前、あるいは動いて当たり前のことがなくなったりできなくなったときに初めて、その重要性を思い知ります。指の第1関節もそうですね。痛みや動作が制限されることで、いかによく働いてくれていたのかを実感します。

そもそも私たちの体は200以上の骨が組み合わさって、骨格を作りあげていますが、その骨と骨をつないでいるのが関節です。この関節があるおかげで、さまざまな動きが可能なのです。指や手首、肘、首、腰、膝、足首など、体にある関節はすべて連動しています。そのひとつの具合が悪くなれば、ほかにも悪影響が出ます。それを知らずにいれば特定の場所に負担がかかり、そこに痛みなどが出るのです。私は常にこうした姿勢で患者さんに向き合っています。ですから、ヘバーデン結節の場合も指だけでなく、ほかの関節を診るなどトータルで体を診ることが重要だと考えています。

ヘバーデン結節の痛みの軽減において、血液の循環をよくすることは症状に効果的に働きます。血流をよくしてコリを解消することで、関節の動く範囲が拡大することも期待できます。

特定の場所に負荷がかかって起こるのが筋肉のコリ。筋肉の中に老廃物がたまると血行が悪くなり、この状態が続けば、酸素や栄養素が筋肉へ運ばれず、筋肉はエネルギー不足になります。本来は血流にのって体外へと運ばれる老廃物もそこにとどまったまま。痛みは筋肉をさらに緊張させ、それがコリをも助長させます。このコリと痛みの悪循環を断ちきることができれば、痛みの軽減にもつながるのです。

ヘバーデン結節の症状には手指のストレッチやマッサージだけでなく、全身のコリを緩め、血行を改善するストレッチも有効です。そこでおすすめしたいのが、全身の血行をよくする体操（P44参照）と首の血行をよくする体操（P46参照）です。

■全身の血行をよくする体操

首、肩、腕、手は近い関係にあり、組織的にもつながっているので、首や肩によくない状態は腕や手にも悪影響を与えます。この体操は肩や背中の筋肉を簡単に緩めるストレッチです。

■首の血行をよくする体操

首にコリ、はり、痛みなどがあれば、それは腕や手にもあらわれてくるといっていいでしょう。放置すれば重症化します。現在、ストレートネックが問題視されていますが、こうした首のトラブルを撃退するのに有効なのが**「あご押し体操」**です。本来の首のバランスを取り戻すことで、血行もスムーズになります。また、**「首のテニスボール体操」**は、硬くなった頭と首の境目を緩め、血行をスムーズにします。手先の痛みの改善にも役立ちます。

全身の血行をよくする体操

1

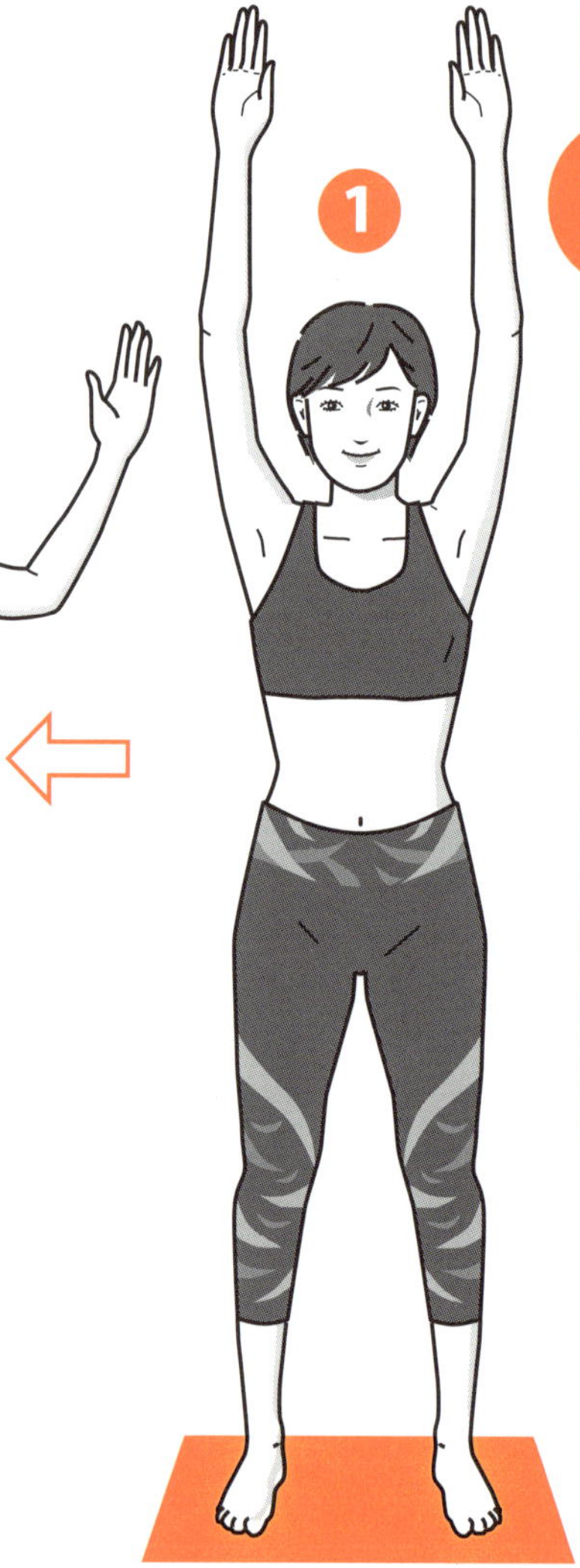

肩の力を抜き、両足は床にしっかりつけ、手のひらを前に向けて両腕をまっすぐ上げて5秒キープ。

2

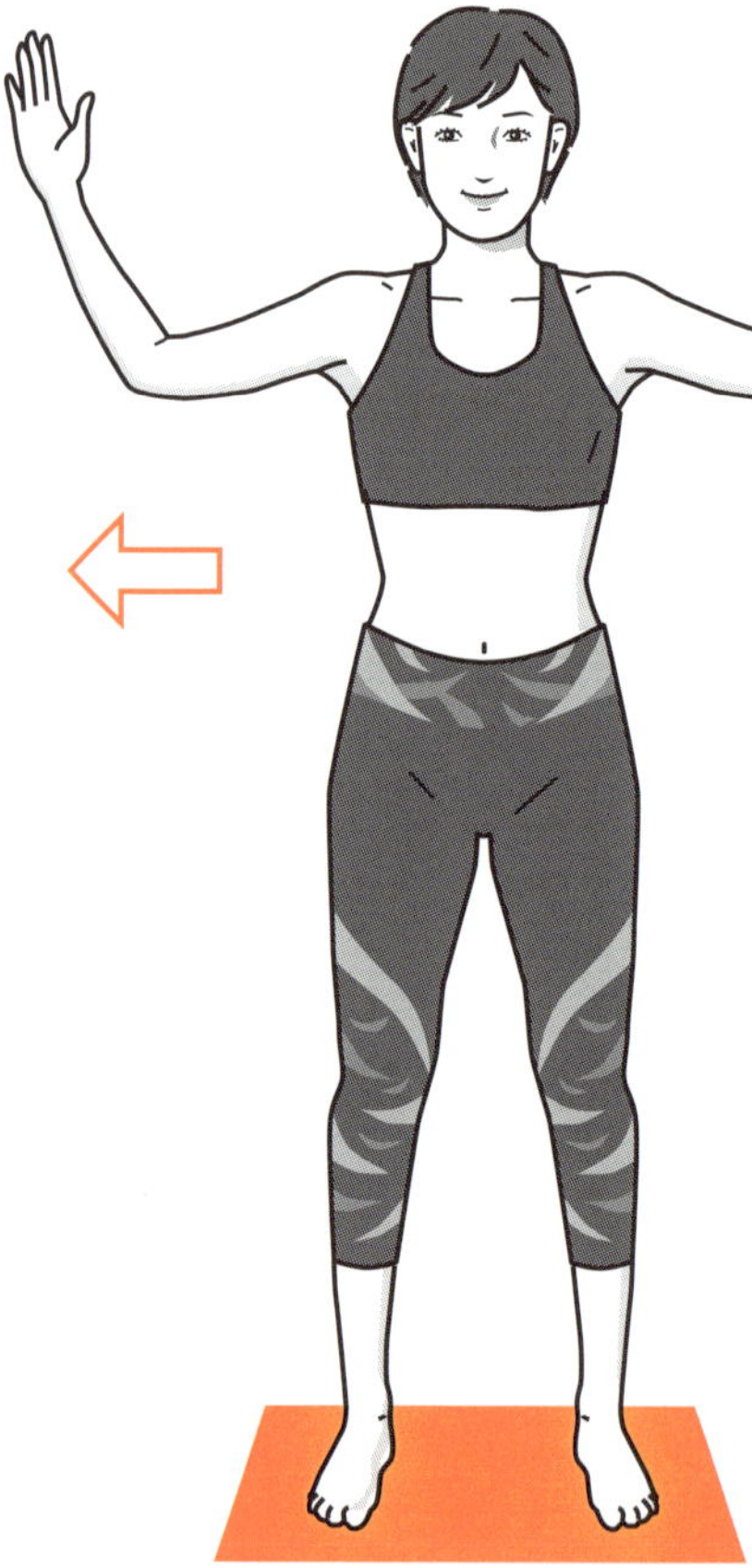

肩甲骨を引き寄せるように両肘を下げ、肩のラインでキープ。胸は大きく開くようなイメージで。

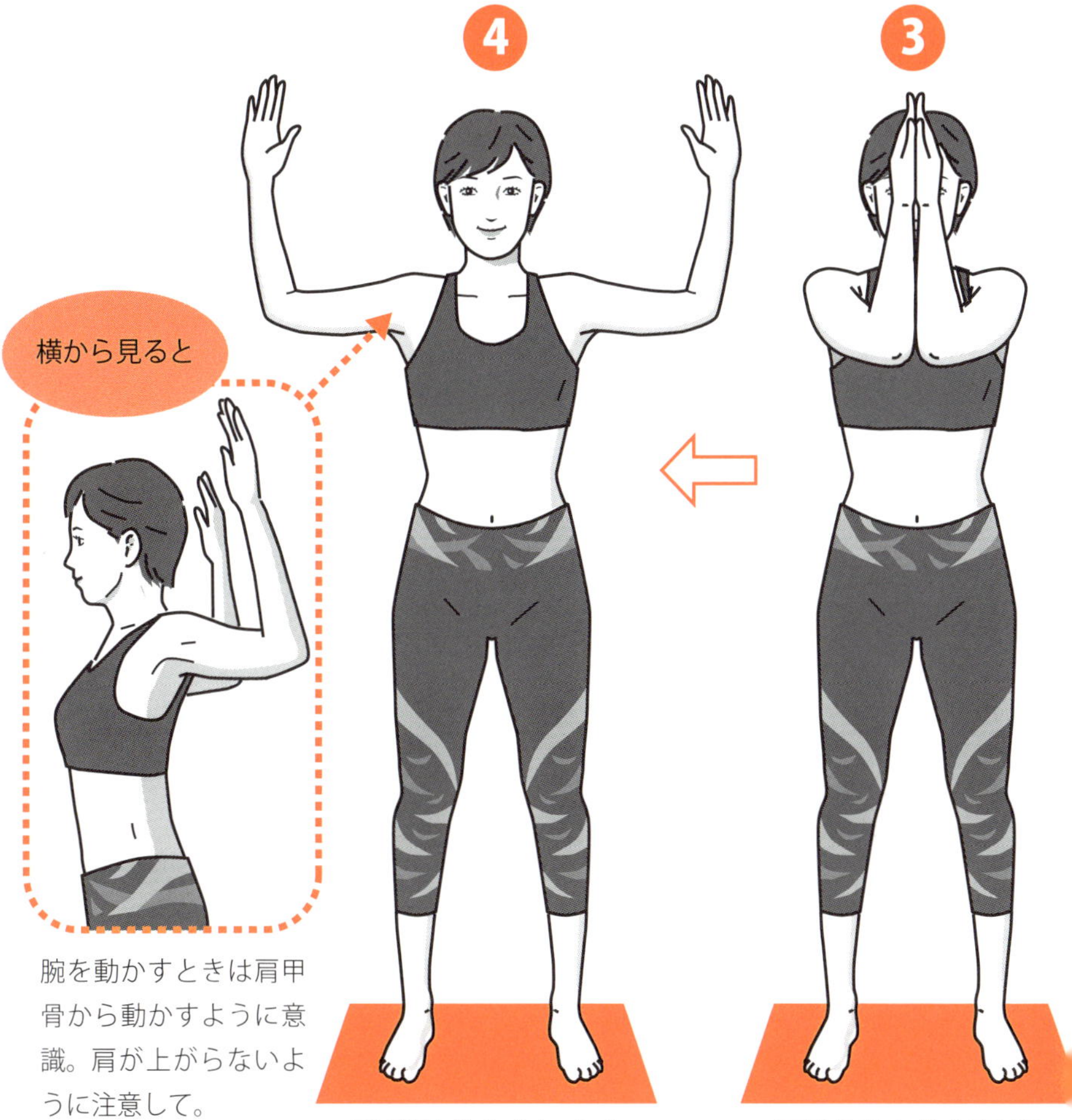

3 肩甲骨を大きく広げるようにして両腕を胸の前に持っていき、両肘をつけ、手のひらを合わせて5秒キープ。

4 肘が下がらないように、肩甲骨を引き寄せるようにゆっくりと両腕を広げ、最大限広げたら5秒キープ。

腕を動かすときは肩甲骨から動かすように意識。肩が上がらないように注意して。

※回数の目安はありませんが、毎日行うようにしましょう。

首の血行をよくする体操

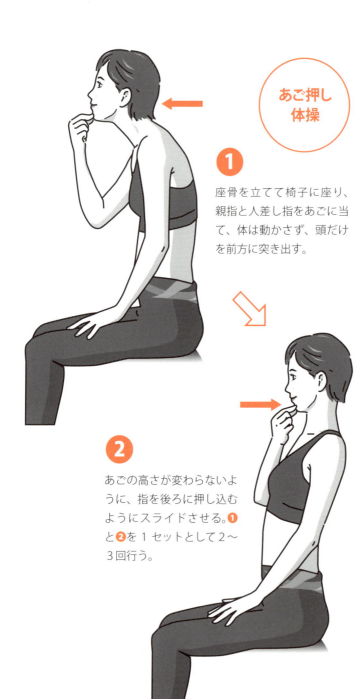

あご押し体操

1

座骨を立てて椅子に座り、親指と人差し指をあごに当て、体は動かさず、頭だけを前方に突き出す。

2

あごの高さが変わらないように、指を後ろに押し込むようにスライドさせる。❶と❷を1セットとして2〜3回行う。

うつ伏せあご押し体操

1

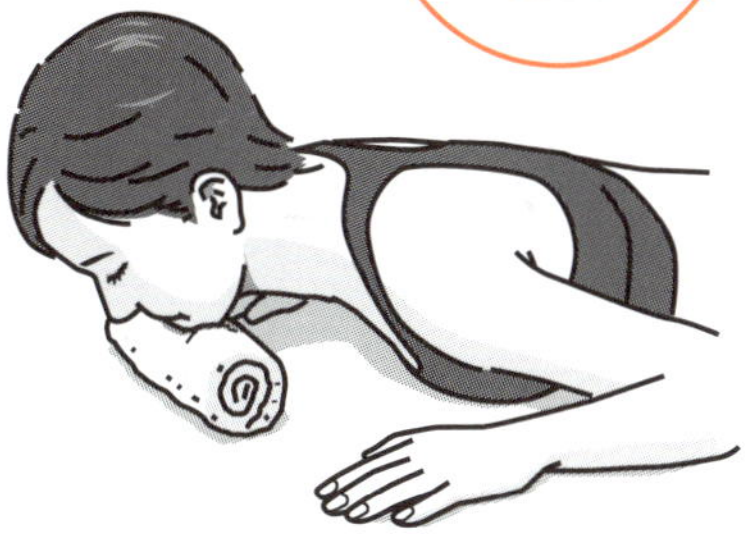

フェイスタオルを縦に2つ折りしてきつめに巻く。うつ伏せになり巻いたタオルをあごの下に置く。

2

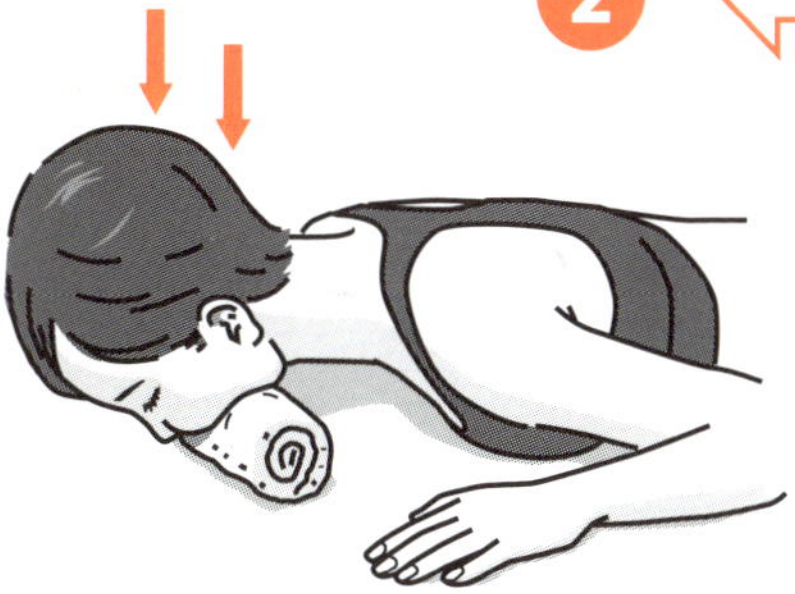

首の力を抜きタオルに頭の重みをかけ1～3分キープ。床と顔が平行になるように、首を後方に押し込み続けるイメージで。1日1～3回行う。

首のテニスボール体操

1

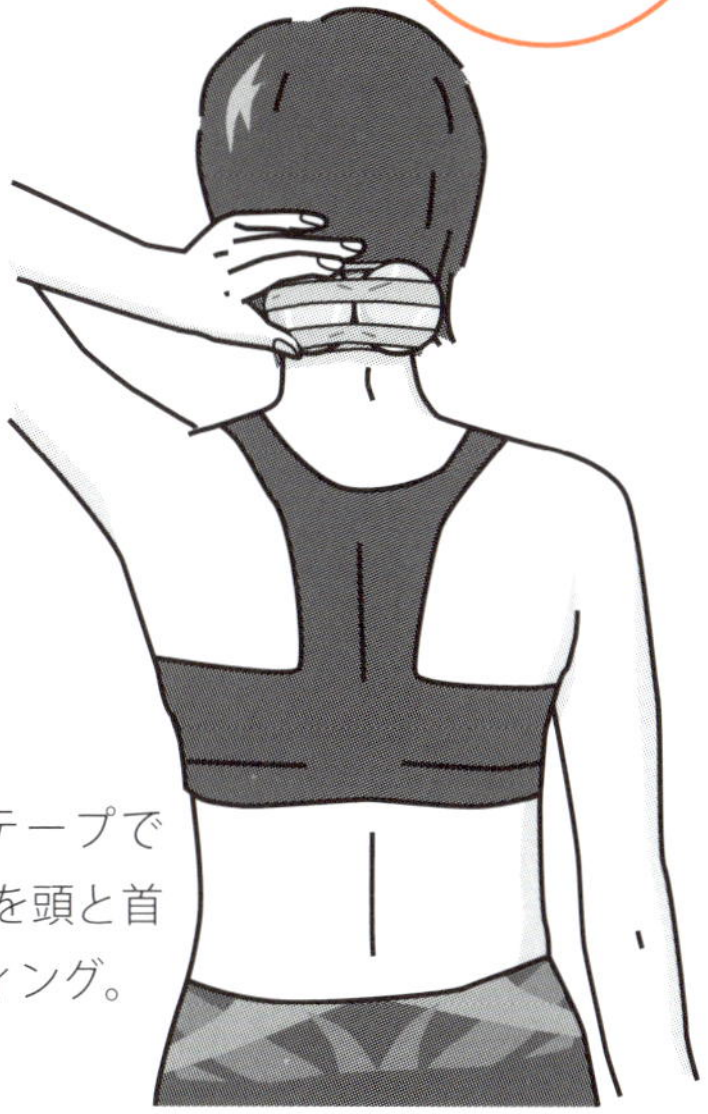

テニスボール2個を粘着テープでぴったりとつけ固定。それを頭と首の境目の左右中央にセッティング。

2

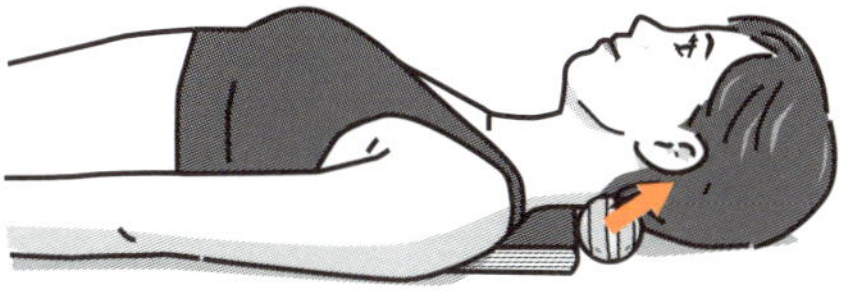

テニスボールの位置はそのままで仰向けになり、1～3分キープ。ボールからの圧が斜め上にかかるように。背中の下に厚さ2㎝ほどの本などを置くとボールがずれにくくなる。1日1～3回行う。

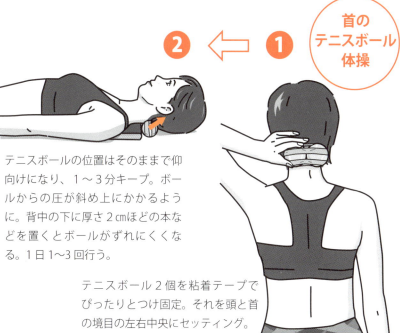

セルフケアは予防にもつながる

紹介したマッサージ、ストレッチ、体操は、私のクリニックにやってくる患者さんにも教えているものです。多くの患者さんがこれらを実践することで症状が改善しており、運動が有効であることは患者さんが証明してくれています。

「では先生、ヘバーデン結節の予防法はないのですか？」

とは、よく聞かれることです。ヘバーデン結節の原因が解明されていない以上、これをすれば予防できると確信をもっていえるものはありません。しかし私は、**セルフケアの実践がヘバーデン結節の予防につながると考えています。**

そのために気を付けるべきことはどういうことでしょうか？

たとえば、日常生活で指先の痛みが出たら、指先への負担をなるべく軽くすることです。固定することもそうですが、スポーツなどは控えるようにします。

「パソコンのデータ入力中には、ときどき手を脱力してぶらぶら。また、手首を回したり、腕のストレッチをしています」

「指先が冷えないように温めるようにしています」

「指先が腫れているときは、バレーボールの練習は休んでいます」
「第1関節を指でさするなどしてほぐしています」

という患者さんの声も聞かれました。読者の皆さんも、このように日常生活の中でヘバーデン結節を予防するためにできることはなにかあるはずです。

そして、早期発見をするためにも、大切なのが指先のチェックです。

第1関節がしっかり動くか、変形はないかといったことは定期的にみていただきたいですね。痛みはないものの、第1関節が伸びづらくなるという症状を最初に訴える人が少なくないからです。 違和感を放置しているうちに、指先が腫れてやがて痛みを発生したケースも多いのです。

ネイルアートやカラフルなマニキュアを楽しむなど、大人の女性の間でも指先のおしゃれが人気です。おしゃれをする際に、第1関節に違和感がないか、あるいは曲がっていないかの形状チェックをするなど、これを習慣化できるといいですね。

ヘバーデン結節は命にかかわる病気ではないので、日常的なセルフケアはおろそかになりがちです。でも、変形が著しく進んで関節がぽこっと出たり、指が曲がってしまえばセルフケアだけではどうしようもありません。

ヘバーデン結節ではないからまだ大丈夫と思わず、こうしたセルフケアに取り組んでいただきたいです。

閉経期以降の女性には手指の疾患が多い

40歳以降の女性は閉経を境に体に大きな変化が訪れます。さまざまな不定愁訴があらわれたり、生活習慣病のリスクも高まる時期です。また、へバーデン結節をはじめとする手指の疾患が多くなるのも更年期の特徴です。**へバーデン結節のほか、小指以外がしびれる手根管症候群、ばね指やドゥ・ケルバン病などの腱鞘炎、第2関節が腫れるブシャール結節など、変形性関節症に区分される疾患に悩まされることが少なくありません。**これらは女性ホルモンの低下がその一因であるとされています。

皆さんの中には、もしかしたらすでに何らかの手指の疾患にかかり、長い期間にわたり悩んでいらっしゃる方がいるかもしれません。

手指に疾患を抱えた女性はとても多い——これは普段診察をしていて実感することです。もちろん手指の疾患になる男性もいますが、女性のほうが圧倒的に多いということです。女性は男性よりも筋力が弱いということも女性に多い要因のひとつかもしれません。

私のクリニックに手指の疾患で来院される患者さんは、急な痛みに悩まされるケースよりも、慢性的な痛みに悩むケースのほうが圧倒的に多いです。

来院されるきっかけはさまざまです。デスクワークが多くキーボードを打ち続ける毎日で、指だけでなく頭痛やめまいに悩み仕事ができなくなったといってやってきたケース。また、エステティシャンの方で手や肘の痛みがひどく、病院で電気治療や注射による治療をしたものの症状が軽減されなかったので、知人の紹介でやってきたというケース。あるいは、病院で手根管症候群の手術を受けたもののしびれが再発してしまい相談にきたケースなど。どの方も「とにかく、生活に支障があるのでなんとかしてほしい！」という思いでこられたようです。こうした方は少なくありません。いずれも、**指だけでなく、首などのほかの部位に異常があり、そこも並行して治療することで症状は改善しました。**納得いく治療にめぐりあえずにいる患者さんは少なくないようです。

次ページから、中高年期に気を付けたい手指の疾患を取り上げ、原因・症状や治療法などを解説します。原因がわかっており治療法が確立している疾患もあれば、ヘバーデン結節のように原因がわかっていない疾患もあります。症状に不安があれば自己診断は避け、まずは病院を受診するようにしてください。

年齢を重ねれば、これから紹介するようなさまざまな手指の疾患のリスクが高まります。これを理解して、これからの人生を豊かなものにするためにも十分に気を配っていただきたいものです。

第2・第3関節で発症

関節リウマチ

■原因と症状

関節リウマチは、遺伝的要因もありますが、原因不明の多発関節炎です。日本で関節リウマチに苦しむ人は60万~70万人といわれます。男性よりも女性に多く、特に40~50歳の女性に多く発症し、指など重力のかかりにくい関節から症状が出てくることが多いとされます。

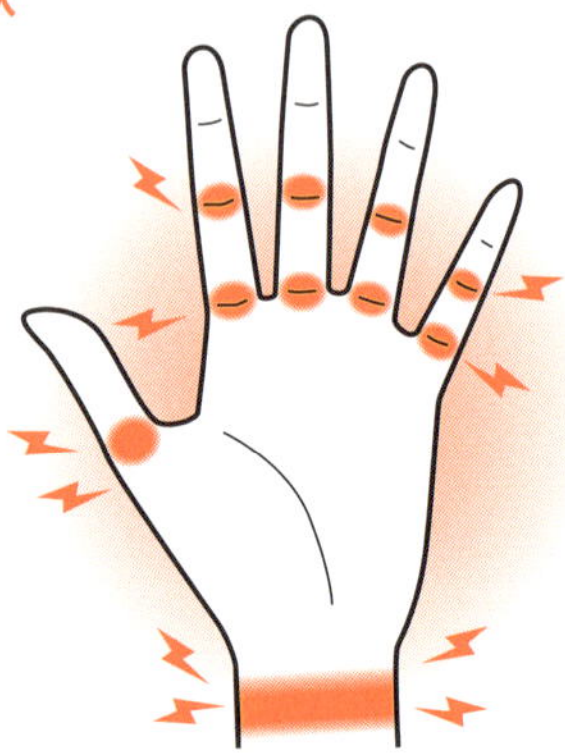

ボタン穴変形

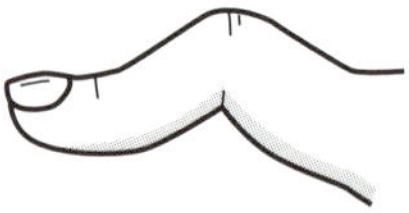

第２関節が異常に曲がった状態。第２関節の背部を通る腱に穴が開き、ボタン穴のように見えることから名付けられた。

スワンネック

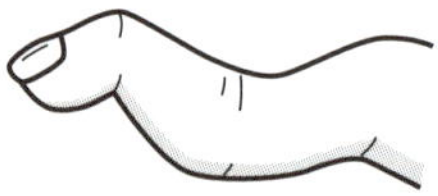

第１・第３関節が内側に曲がり、第２関節がまっすぐに伸び、白鳥の首に似た状態。

Ｚ字変形

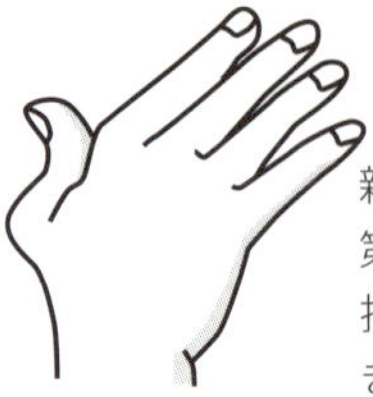

親指の第１関節が伸び、第２関節が曲がり、親指の付け根の関節が動きにくい状態。

尺側偏位

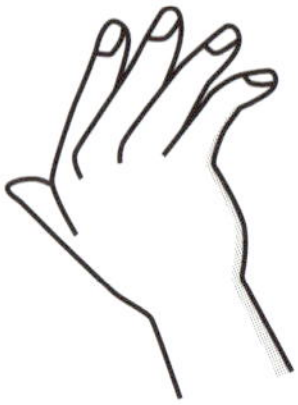

親指以外の４本の第３関節が亜脱臼を起こし、小指側に曲がってしまった状態。

症状が出るのは、指の第2・第3関節や手首。初期症状の特徴は、朝、目覚めたときに指の第2・第3関節にこわばりを感じるという点。指に力が入らず動かしにくいと感じたり、やがて、痛みや腫れ、関節の変形（右ページ下図参照）につながります。放置すれば、痛みは全身の関節に起こります。指の痛みや変形といった症状はヘバーデン結節と似ていますが、関節リウマチは第1関節には発症しません。また、リウマチは両手に症状があらわれる傾向にあります。

関節リウマチは自己免疫疾患のひとつ。自己免疫疾患とは、本来は体を守るためにある免疫システムが誤作動を起こし、自分自身の体を誤って攻撃してしまい、体のさまざまな部位が障害を受ける病気の総称です。遺伝的な要因の関与もいわれますが、現在、歯周病や喫煙がリウマチの重症化に関与していることがわかりつつあり、環境的な要因の重要性が指摘されています。

■対処法・治療法

関節リウマチの進行は個人差があり、症状がよくなったり悪くなったりしながら病状が進行していきます。しかし、関節リウマチの治療環境は進歩し、現在では早期治療を行うことで、痛みや変形の進行を抑えることができるようになってきました。ですから、初期症状を見逃さないことが肝心です。

治療法は、抗リウマチ薬やステロイド剤などによる薬物療法、矯正器具で固定する方法、リウマチに有効な周波数の干渉波や医療レーザーなどによる治療、外科的手術、リハビリテーションなどさまざまです。関節リウマチは慢性疾患なので、短期間では治癒しづらく、長期の治療が必要となります。

指に起こる腱鞘炎

ばね指（弾発指《だんぱつし》）

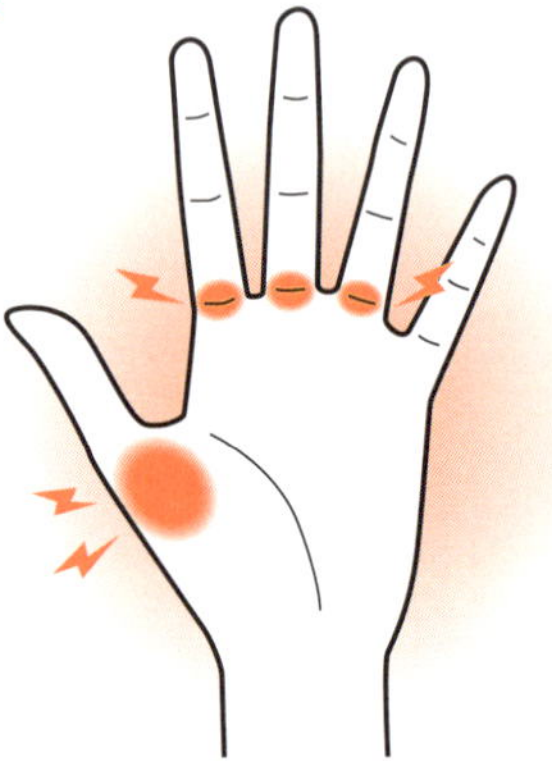

■原因と症状

ばね指は手の指に起こる腱鞘炎のひとつです。指の曲げ伸ばしの際に「パチン」「カクッ」というような動きが伴い、症状が進むと指がはねるような動作になります。ばね現象のことは弾発といい、弾発指ともいいます。あるいは、スプリングフィンガー、肥厚性《ひこうせい》腱鞘炎とも呼ばれます。

ばね指は更年期以降の女性に多くみられますが、妊娠時や産後にも起こります。手の使い過ぎもばね指が起こる大きな要因。中指、薬指、親指の付け根に発症することが多い病気です。

朝起きたとき、手の指を曲げると戻らず、逆に指を伸ばすと曲げにくくなるという症状が出ますが、日中指を動かすことで症状が軽減することが少なくありません。痛みや腫れ、ひっかかりが強くなると、指の曲げ伸ばしができなくなります。

指は腱があるので曲げ伸ばしができます。ばね指は、指を曲げるときに使う腱（＝屈筋腱《くっきんけん》）に炎症などが起こることが原因です。屈筋腱は靭帯性腱鞘と呼ばれるトンネルの通り道を通っていますが、指を使い過ぎると腱と腱鞘の間がこすれて炎症が起こります。指の付け根部分は力が入るので炎症しやすい部分。腱鞘が腫れたり、屈筋腱が太くなったりすることで痛みや違和感につながり、症状が進みます。

■対処法・治療法

痛みがとれるまではなるべく指を使わないことです。まずは、テーピングやギプスを行い、曲げ伸ばしできないように固定します。痛みがひどいときは、鎮痛剤を使用します。治療法としては、干渉波やトップラー波電療法、医療レーザー、ウォーターベッドマッサージなどを用いたリハビリテーションを行います。痛む時期が過ぎたらなるべく動かすこと。下図のようなストレッチやマッサージがおすすめです。

こうした方法でも治らない場合、あるいは指が曲がったままになってしまった場合は、腱鞘の一部を切る手術があります。しかし手術はあくまでも最後の手段と考えてください。

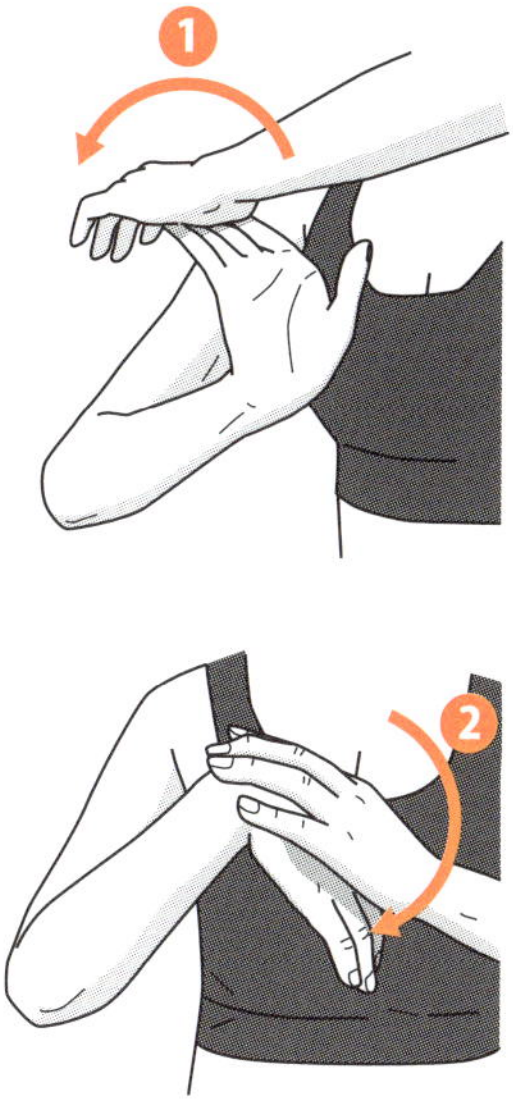

痛いほうの手をストレッチ。痛くない手のひらを痛いほうの手の親指以外の指に当て、甲側にゆっくり反らし手のひらを伸ばして10秒キープ。その後は逆に、手の甲側から包みこむようにして手のひら側にゆっくり曲げ10秒キープ。これを1セットとして3～5セット繰り返す。1日1～3回が目安。入浴中に行ってもOK。

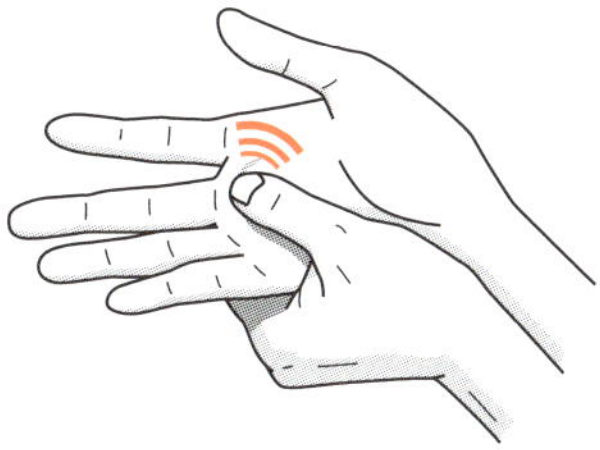

痛い指の付け根をマッサージするのも有効。痛む指の付け根の手のひら側にある小さなふくらみに、痛くないほうの手の親指を当て、円を描くようにやさしく1分ほどマッサージする。1日1～3回が目安。

親指の使い過ぎが原因

ドゥ・ケルバン病

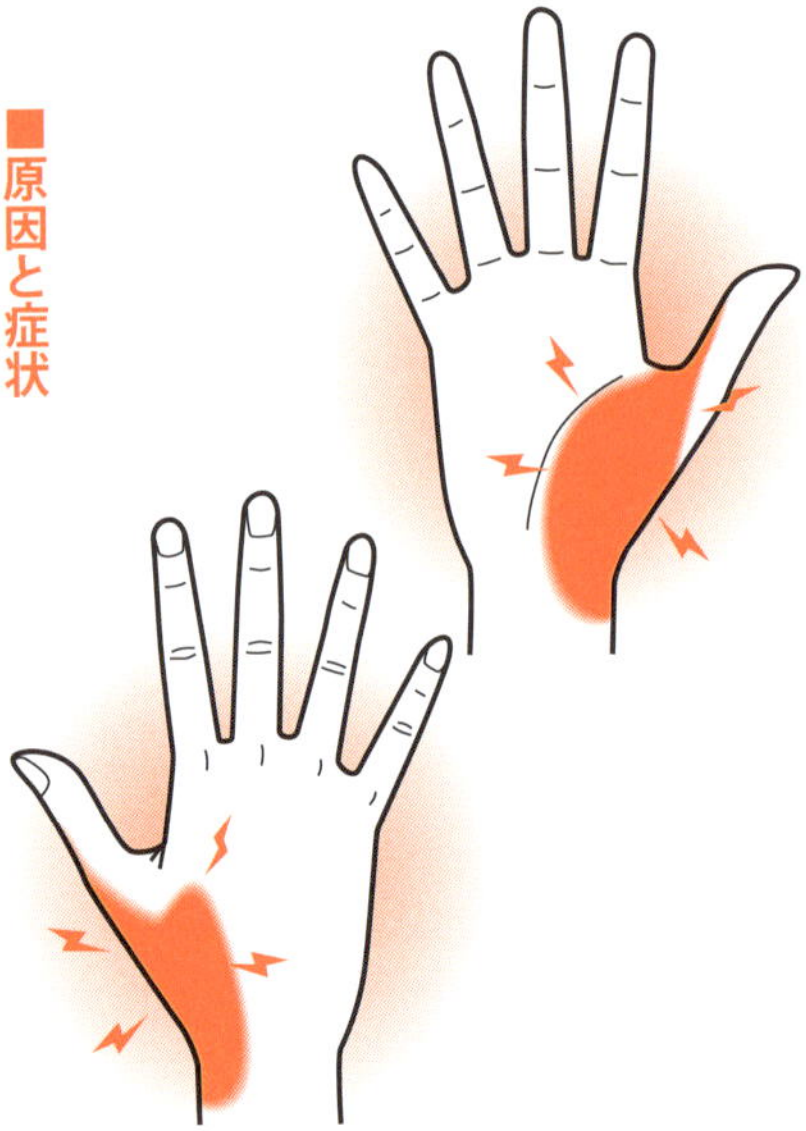

■原因と症状

ドゥ・ケルバン病は、親指の下の手首の周辺に起こる腱鞘炎のこと。この病気を発見した医師の名前が命名の由来です。狭窄性《きょうさくせい》腱鞘炎ともいいます。更年期の女性、美容師やコンピュータでの入力業務など手をよく使う職業に就く人、スポーツ愛好者などに多くみられ、特に親指をよく使う人に起こります。また、産後の女性にも多くみられます。これは抱っこ、おむつ交換、沐浴など育児による手の使い過ぎが要因としてあげられます。同じ動きの繰り返しでなることが多いのです。

症状は、親指を広げたり、動かしたりすると強い痛みが出たり、腫れたりします。重い物を持ったり、物をつかんだり、タオルを絞ったりするような動作をとるのがつらくなります。

親指の使い過ぎがドゥ・ケルバン病を引き起こす主要因です。親指には何本もの腱が通っていますが、この病気にかかわるのは、そのうちの親指を伸ばす働きをする短母指《たんぼし》伸筋腱と親指を広げる働きをする長母指《ちょうぼし》外転筋腱。そして、この2本の腱が通る腱鞘といわれるトンネル部分にも炎症が起き、痛みや腫れにつながります。

　ドゥ・ケルバン病は、現在スマホの普及で急増している病気です。

■対処法・治療法

　親指を使い過ぎることが原因なので、なるべく動かさないようにすることです。包帯、テーピング、ギプスなどで固定します。痛みが強いときは、炎症を抑える軟膏を塗ったり、湿布などをして痛みを和らげます。このほか、医療レーザー、干渉波、トップラー波を患部に当てる方法も有効です。

　痛みが弱まったら、親指まわりのマッサージが効果的です。下図のようなマッサージを行うことで痛みは軽減していきます。

　しかし、リハビリなどで症状が改善しない場合や再発を繰り返す場合は、腱鞘を切開する外科的療法もあります。

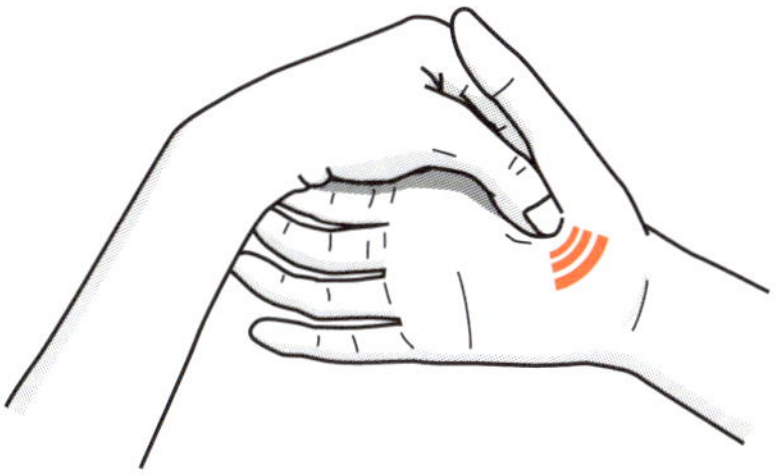

親指と人差し指の間にある筋肉を、もう片手の親指と人差し指で挟み、1分ほどもむようにマッサージ。1日何回行ってもOK。

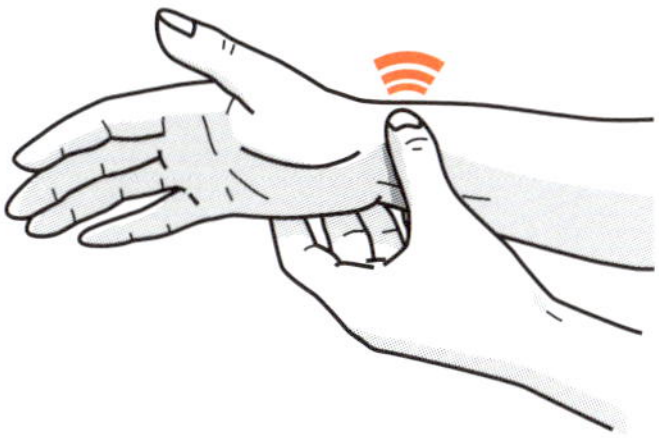

親指の延長線と手首が最初に交わるあたりをマッサージ。もう片方の親指で円を描くように1分ほど行う。1日1〜3回が目安。

しびれや痛みが特徴

手《しゅ》根《こん》管《かん》症《しょう》候《こう》群《ぐん》

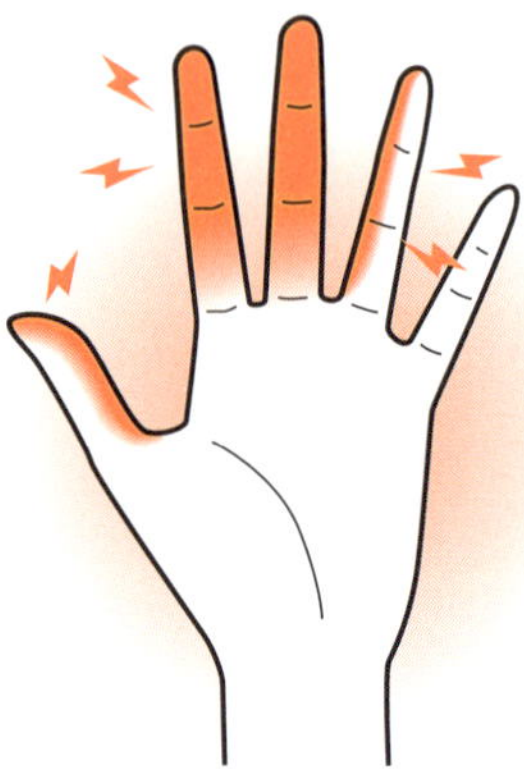

■原因と症状

手根管症候群は、手のひらの付け根部分にある神経が圧迫されることで、痛みやしびれ、麻痺があらわれる病気です。病気が起こる原因はまだよくわかっていません。手をよく使う50代の女性に多くみられる疾患です。また、妊婦、骨折している人、手をよく使う重労働に就く人にも起こりやすい傾向があるようです。

人工透析を長期間受けている人にも、手根管症候群と同じ症状が起こりやすいとされます。これは、人工透析により、アミロイドという成分が沈着してこれが神経を圧迫してしまうからです。

初期症状は、親指の半分、人差し指、中指、薬指の内側半分を中心にあらわれ、そして手のひらに焼けるような激しい痛みとしびれが生じ、感覚が低下。進行すると、手首のしわの部分を叩くと痛みが指先に出たり、明け方に手がしびれて目が覚める症状が出るといわれます。しかし、手を振ることで痛みが軽減されます。

また、親指の付け根の筋肉がやせたり、親指を小指に近づける動作がしづらくなります。縫い物などの細かい作業が困難になる、親指と人差し指でOKサインができにくくなる、ボタンがかけにくくなる、物をつまみにくくなるなど、日常で不便を感じるようになります。

■対処法・治療法

しびれや痛みがひどい場合は、ギプスやテーピングをして手首が動かないように固定します。その後、症状に応じて、患部に医療レーザーや干渉波を当てたり、医療マッサージやウォーターベッドマッサージなどによるリハビリテーション、または薬物療法などを行います。ただし、変形性頸椎症、頸椎椎間板ヘルニア、糖尿病の場合は、手根管症候群と同じような症状が出ることがあるので、まずはこれらの病気の治療を優先して行います。

痛みやしびれを感じたら、下図のようなマッサージを行うのも効果的です。指や手のひらの痛みやしびれが軽減されます。入浴中に行ってもいいでしょう。

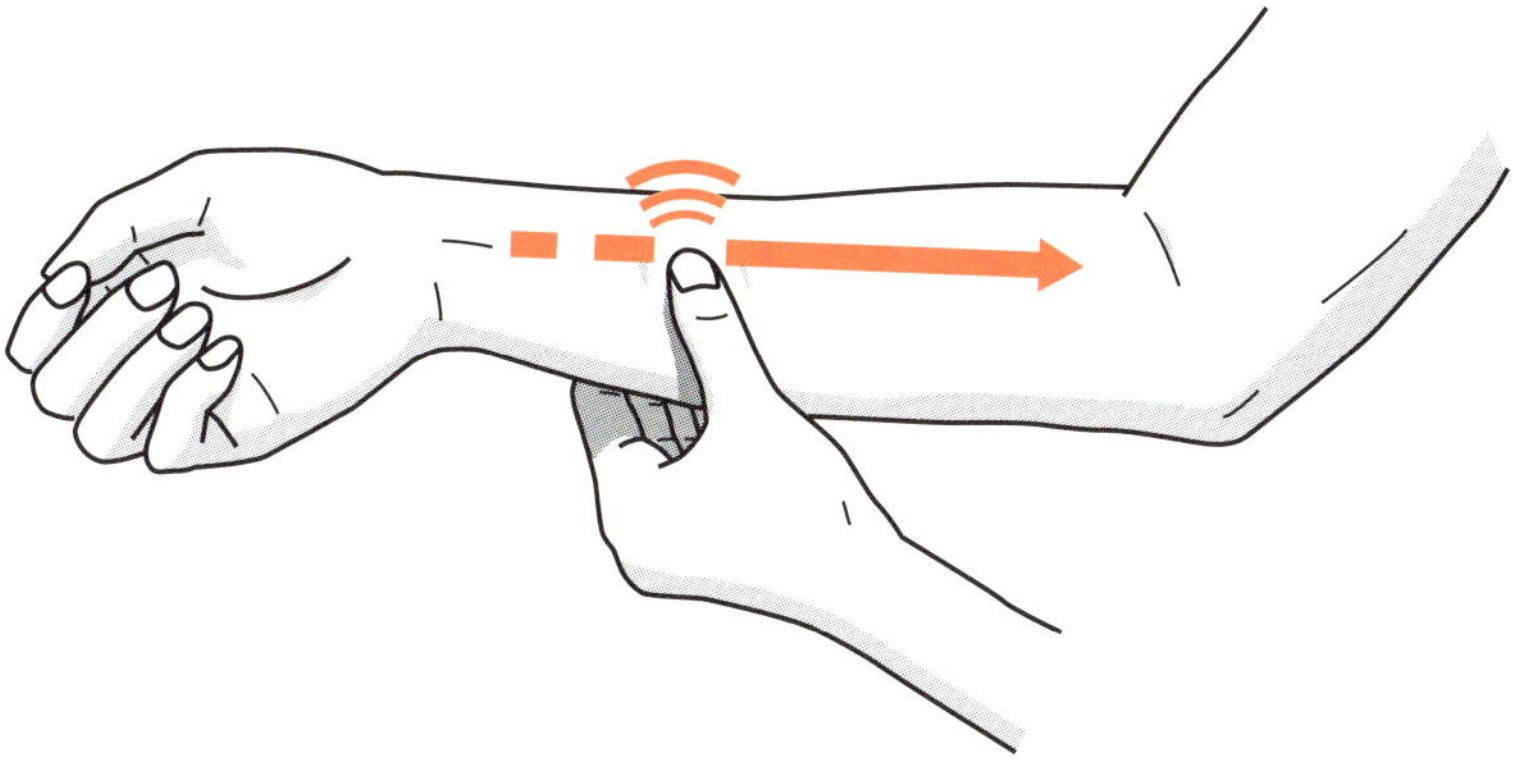

痛いほうの腕を手のひらを上にして伸ばし、もう片方の手で上腕を包み込むようにつかむ。前腕の筋肉を、手首から肘にかけて、押したり、もんだり、さするようにしたりして、1～2分ほどマッサージする。痛みやしびれを感じるたびに1日に何回行ってもOK。

手首の内側が痛む

手根不安定症《しゅこんふあんていしょう》

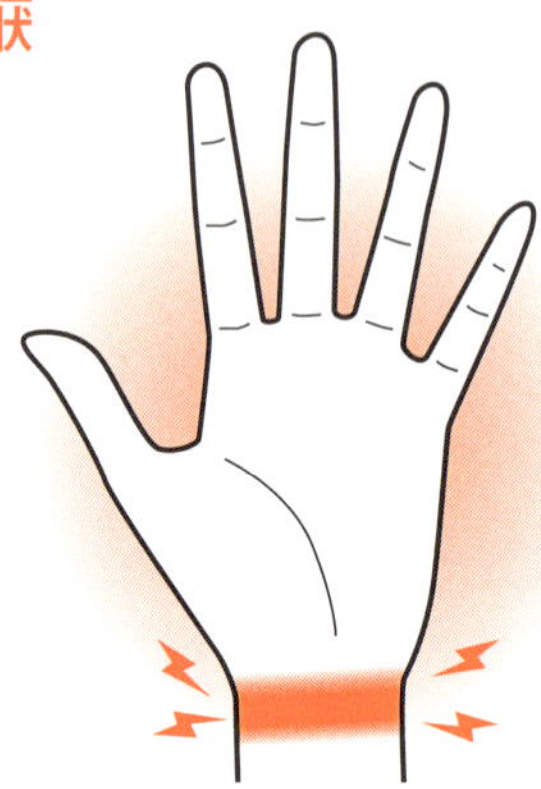

■原因と症状

転んだり、不用意に手をついたりしたとき、過度に手首を甲側に反らせてしまったことが原因で起こることが多いです。

手首の付け根の骨は、2列に並んだ8個の小さな骨が集まり靭帯でつながってできており、全体を手根骨といいます。指側の上列にあるのが大菱形骨《だいりょうけいこつ》、小菱形骨《しょうりょうけいこつ》、有頭骨、有鉤骨《ゆうこうこつ》。手首側の下列にあるのが、舟状骨《しゅうじょうこつ》、月状骨《げつじょうこつ》、三角骨、豆状骨《とうじょうこつ》という骨です。その中のひとつの骨・月状骨が手のひら側に脱臼してしまうのが手根不安定症です。

臨床的には、男性よりも関節がゆるい女性に多くみられる疾患です。実は、月状骨はほかの手の骨と比べると丈夫な靭帯でつながっていないので動きやすく、脱臼しやすい骨。性別に関係なくもともと動きやすいという特徴もあり、女性に多く発生しているようです。

症状としては、手首が痛い、手首の動きが悪い、強く握れないなど。悪くなると文字を書いたり、食事ができないといったケースも。握力の低下を感じたらこの病気の可能性もあります。また、外傷はないのに手を甲側に反らすと痛みがある場合は、手根不安定症が疑われます。

■対処法・治療法

症状が軽い場合は、包帯、テーピング、ギプスで固定する治療だけで治ります。痛みが強い場合は、医療レーザー、干渉波、トップラー波電療法、医療マッサージなどを行います。ケガがもとで手根不安定症になってしまうケースがあり、それを長期間放置してしまったときは、手術で固定してしまうという方法もあります。

また、私の独自の施術法である関節包内矯正を行うと、痛みの軽減につながる場合もあります。関節包内矯正とは、関節を調整し正常な可動域となめらかな動きを取り戻して、痛みの解消・緩和につなげる施術法です。

そして、下図のような自分で行う体操も痛みが軽減されるので効果的です。手首が弱い、握力低下を感じる人は、普段から行うことで手根不安定症の予防につながります。

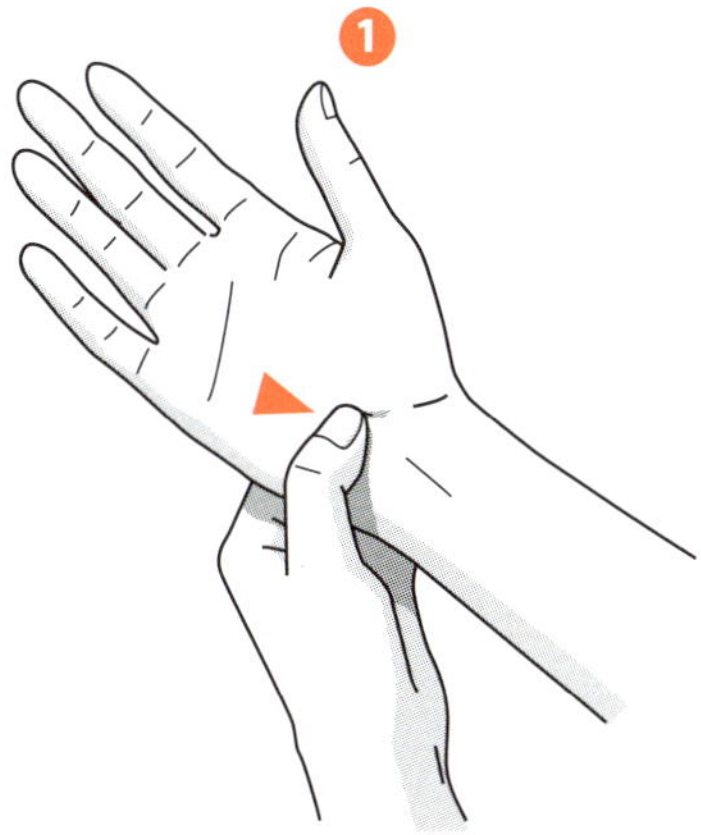

1 痛いほうの手のひらを上に向け、薬指の延長線と手首の最初のシワが交差する部分（月状骨）に、もう片方の手の親指を当てる。

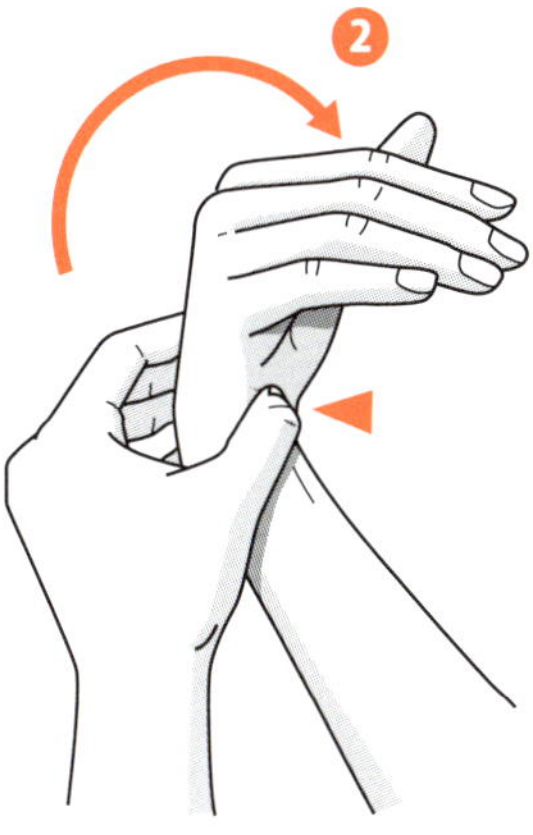

2 手首を内側に曲げながら、親指で強く押し込む。ほかの4本の指で甲側からも押し、5～10秒キープ。1日1～2回が目安。

親指の付け根が痛む

母指内転筋炎症《ぼしないてんきんえんしょう》

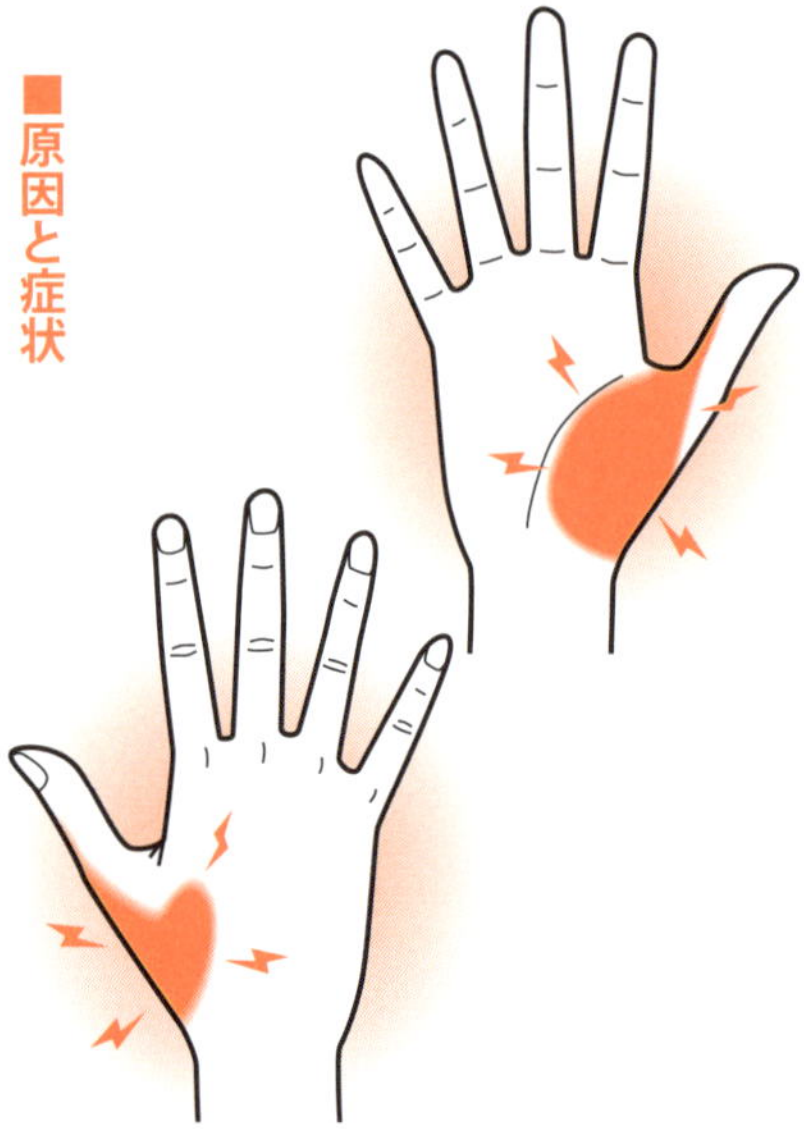

■原因と症状

母指内転筋とは、親指と人差し指の間にある筋肉で、親指を人差し指側に寄せたり、手のひら側に寄せたりするときに使う筋肉です。つまり、物をつかんだり、つまんだりするのに欠かせない筋肉。この筋肉が疲労を起こして痛むのが、母指内転筋炎症です。

症状は、親指の付け根のふくらんだ部分や甲側の親指の付け根あたりが痛むのが一般的です。仕事柄、手をよく使う人に多くみられます。ちなみに、親指を人差し指から離し広げていくのを外転といいます。

つまむ・つかむ動作は日常生活で繰り返し行われる動作ですから、母指内転筋は疲労が蓄積しやすく、硬くなりやすいといえます。疲労や違和感を放置したまま使い続ければ、炎症を起こし痛みにつながります。

ちなみに、母指内転筋は、ラケットやバットなどを握る、ボールを握って投げるときなどにも使われるので、こうしたスポーツではパフォーマンスに直結する重要な役目を担っている筋肉ともいえます。指への負担は指そのものにとどまらず、肘や肩にも悪影響を及ぼすので注意が必要です。

■対処法・治療法

痛みがひどいときは、母指が動かないようにギプスやテーピング（下図右）を実践。テーピングをする際は、親指を人差し指に寄せる、人差し指から広げる、この2つの動作ができないようにテープを貼っていきます。初期にこうした処置を行うことで治りが早くなります。回復を早めるために、干渉波やトップラー波電療法などを行うこともあります。

また、痛みが和らいだら、母指内転筋をほぐすストレッチ（下図左）を実践。これはケガの予防のためにも有効です。また、入浴中に、母指内転筋をもみほぐすのも効果的。親指を中にしてゆっくりと握り、手のひらを開くといった運動も、血行を良くして疲労を除去するのを助けます。

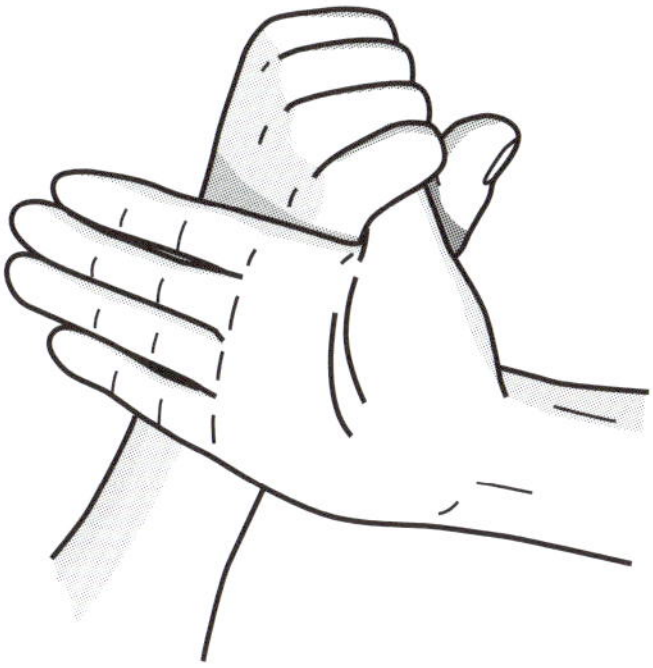

右手を開き、左手で親指を握り、体のほうに引きながら右手首を反らし10秒キープ。これを2～3回行う。左手も同様に行う。

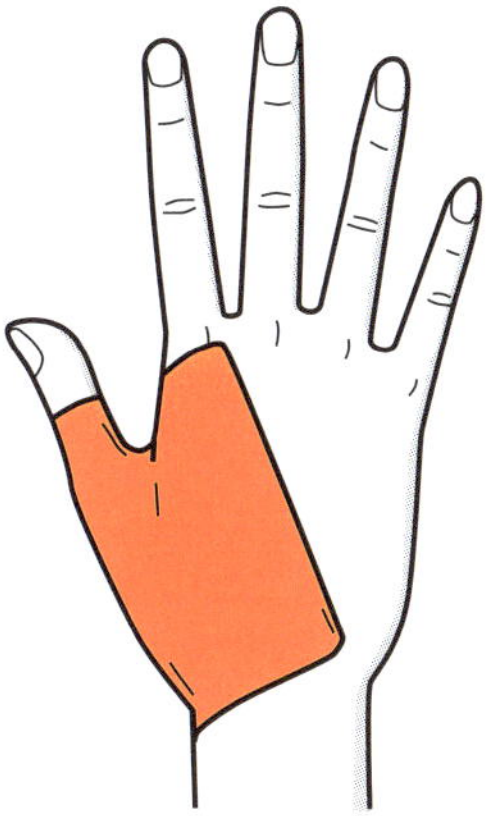

親指が内転しないように、親指の根元から手首にかけてテーピングする。

ポピュラーな指のケガ

つき指

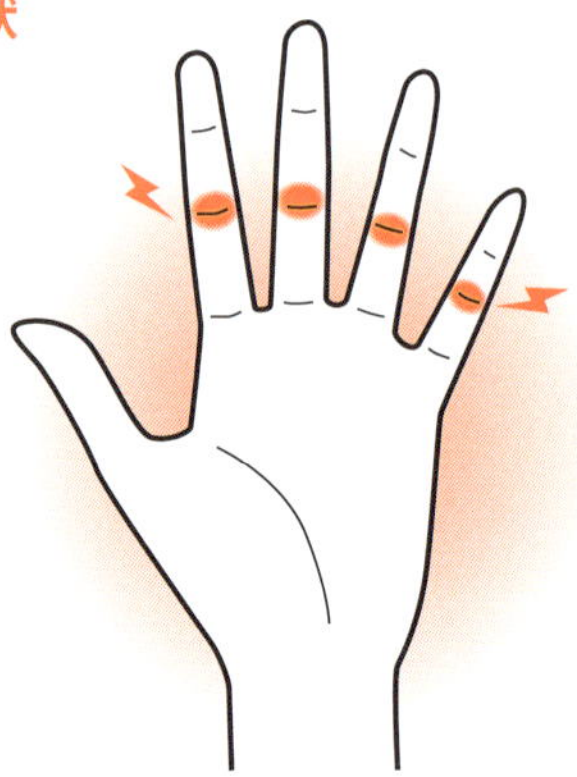

■原因と症状

つき指は多くの人が経験するケガのひとつ。病名ではなく、指の関節が障害を受けた際に使う総称です。具体的には、人、物などが指先に当たった際、関節にこれらの外力が加わり、痛みや腫れが起こる障害です。

つき指が起こりやすいのは、人差し指・中指・薬指・小指の第1・第2関節です。たとえば、ボールが当たったりすると、関節が左右どちらか一方にずれたりします。指の関節は曲げたり、伸ばしたりはできますが、横に曲げることはできません。なぜなら、指の関節の両脇は側副靭帯が支えているからです。ボールが当たるなど横から強い外力を受けると、この側副靭帯が損傷し、痛みや腫れにつながるのです。ときには、変形、脱臼、骨折がみられることがあります。適切な処置をしないと、指が重なるなどの後遺症が残るケースもあります。

■対処法・治療法

症状が軽くみえても、対処の仕方で治り方に大きく差が出てきます。昔はつき指をしたら指を引っ張るといわれたこともありましたが、靭帯を傷つけるのでそれは絶対にしないこと。

大切なのは応急処置です。つき指だと思ったらすぐに（1分以内が理想的）、患部を氷や水で冷やします（5℃前後）。これをアイシング（下図右）といいます。冷やすことで内出血が広がることを食い止めます。これをしっかり行うことで回復までの期間が短くなります。長時間冷やし続けると凍傷の危険があるので、数分おきに氷水から出してタオルで拭くなどしてアイシングを続けてください。アイシングは、つき指以外のスポーツ時のケガの応急処置の基本なので覚えておきましょう。

アイシングの後は、添え木などを当て、包帯やテープなどで指を固定します（下図左）。痛みが強く腫れがある、変形があり、動きが制限されるなどの症状があるときは、骨折の場合もあるので医師による診断が必要です。

痛みがなくなったら、入浴中などに少しずつ指を動かすようにしてください。

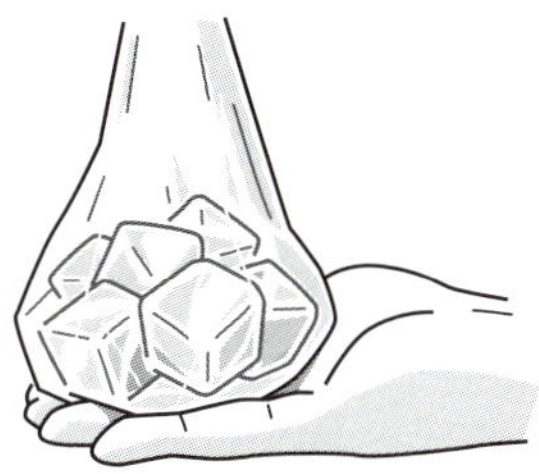

ビニール袋に氷水を入れて患部を冷やす。氷はあれば細かいほうが患部によく当たる。バケツや洗面器などに氷水を入れてその中に患部を浸しても。氷がない場合は冷水でもOK。

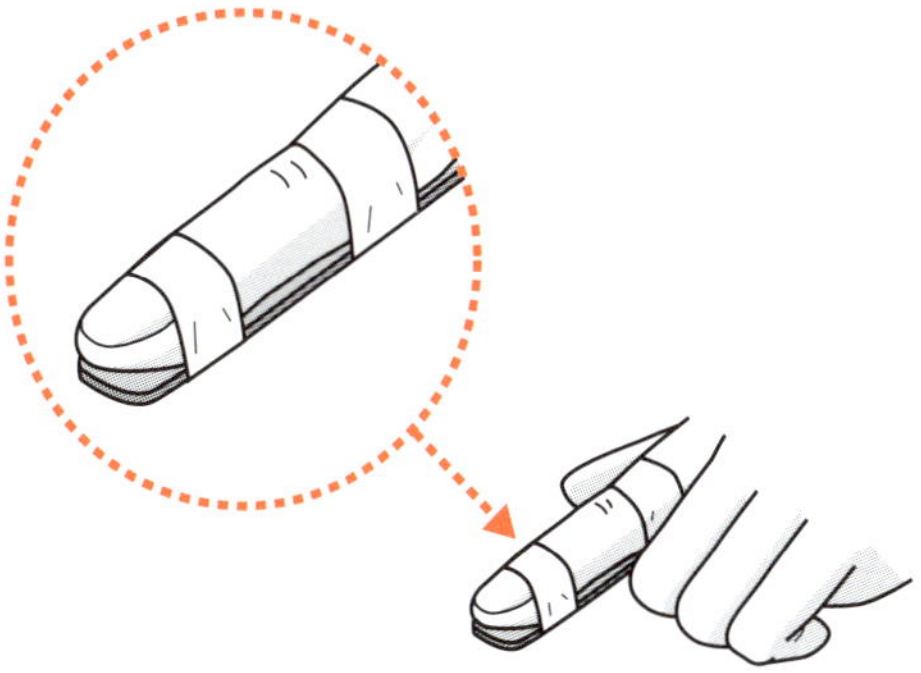

硬い板や棒のようなものを指に当て、テープで固定し、指が動かないようにする。

小指と薬指がしびれる

尺骨神経管症候群《しゃっこつしんけいかんしょうこうぐん》

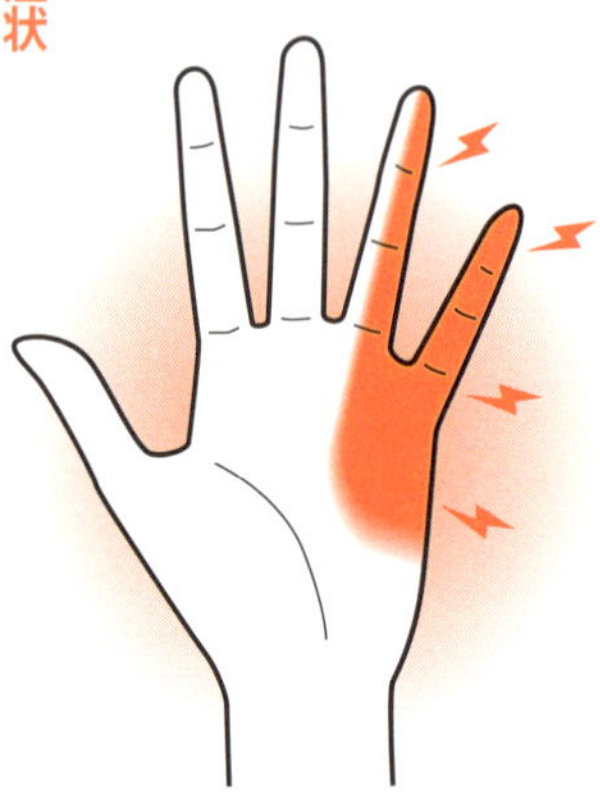

■原因と症状

手を通る尺骨神経が何らかの理由により圧迫され、しびれや痛みが伴う疾患です。別名ギヨン管症候群ともいいます。大工さん、トラック運転手、物を握りしめることが多い職業に就く男性に多くみられる疾患。

初期症状としては、手のひら、小指、薬指にしびれや痛みが出ます。小指や薬指が伸ばしにくい、あるいは肘の内側を軽く叩くと小指と薬指に電気が走るようなしびれを感じる人もいます。進行すると、手や肘の痛み、手のひらの小指の筋肉がやせてきます。さらに手の甲側は、伸筋腱と呼ばれる指を伸ばす腱の間にもくぼみができ、厚みのないやせた手になるのも特徴的な症状です。放置すれば、細かい手指の動作がしにくくなったり、握力が落ちたりします。

■対処法と治療法

安静にして手を動かさないように、テーピングや包帯で固定します。手の負担を軽減すれば症状の軽減が期待できます。症状がよくなったからと仕事などを始めると症状が再発してしまうことが多いようです。尺骨神経に有効な干渉波やトップラー波電療法を用いたり、痛む部分に医療レーザーを当てる治療も効果的です。

指先の腱の断裂と骨折
マレットフィンガー

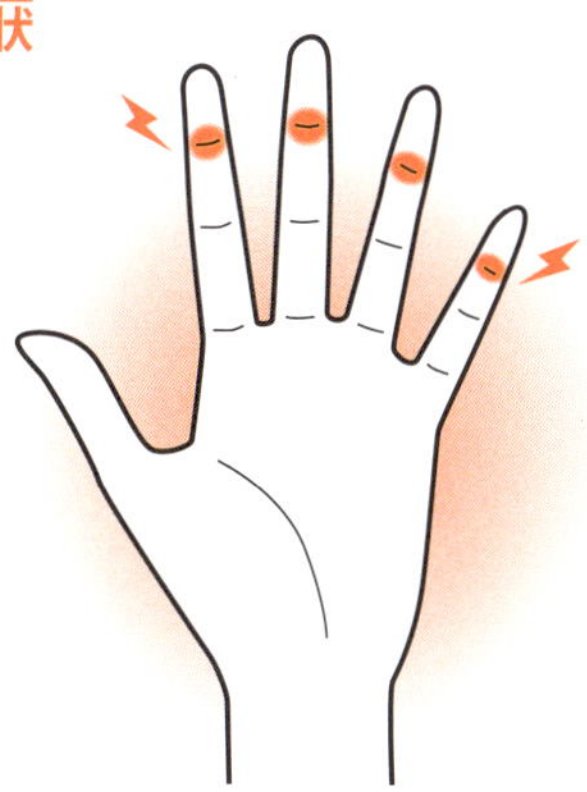

■原因と症状

指先に外力が加わるつき指でよく起こる障害。強い外力を受けたときに、指を伸ばす腱が断裂するケースと、腱が付着している骨ごとはがれ骨折を伴うケースの2タイプがあります。スポーツ、日常生活、仕事などでつき指をする、指を強打する、転倒するなどで発生し、症状としては第1関節に痛みや腫れを伴い、自分で伸ばそうとしても伸びません。重症の場合は、第1関節が脱臼します。

■対処法と治療法

つき指との区別がつきにくいので、受傷後はすぐに患部を冷やし、つき指の応急処置と同じアイシングを行います。腫れが長引いたり、内出血などの症状が出た場合は、早めの受診が必要です。放置すると指が伸ばせないなど後遺症として残る可能性もあります。

切れた腱や骨折した部位はくっついていないとしっかり治らないので、治療の中心は、テーピングやギプスでの固定となります。筋肉や骨に有効な干渉波やトップラー波電療法、医療レーザー、医療マッサージは効果的。腱の断裂か骨折を伴うものかで治療法は異なり、骨折を伴う場合は手術が必要となるケースもあります。

第2関節の腫れや痛みが特徴

ブシャール結節

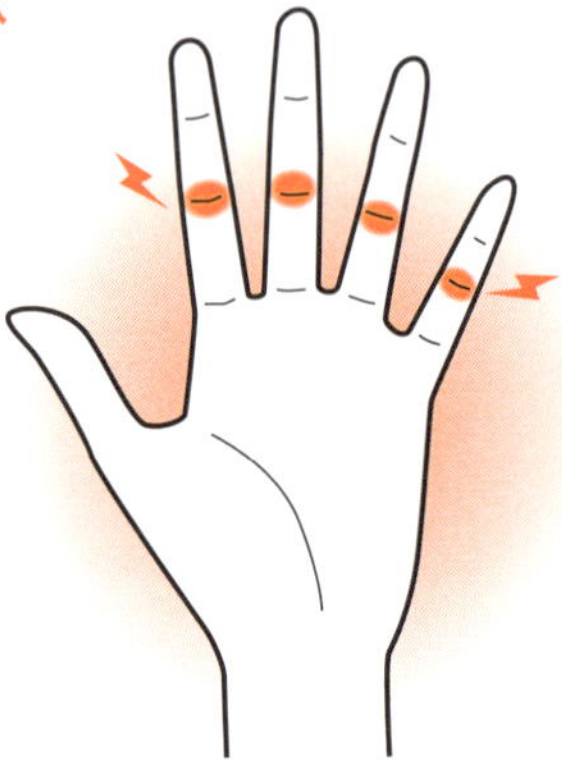

■原因と症状

変形性関節症のひとつで、腫れ、痛み、変形などの症状が指の第2関節のみにあらわれるのが特徴。40歳以降の女性に多く発生する疾患です。指をよく使う人も関節は炎症を起こしやすいので、注意が必要です。

原因は、指を曲げる腱の動きに支障が出て第2関節に負荷がかかることが指摘されますが、ヘバーデン結節と同じように原因はよくわかっていません。症状の出方には個人差があり、重症化すると、字が書けない、パソコン操作がスムーズにできない、物を握るときに痛むなど、生活に支障が出てきます。

ヘバーデン結節や関節リウマチと間違えやすいのですが、ヘバーデン結節は第1関節に、関節リウマチは両手に症状があらわれ、ブシャール結節とは症状の出る部位が異なります。

■対処法と治療法

痛みがある場合は動かさないのが一番です。まずは、テーピングやギプスなどで固定します。湿布や軟膏で痛みや腫れを抑えたり、痛みがひどい場合は、鎮痛剤を用いることもあります。干渉波やトップラー波電療法も効果的。関節の変形が進んでしまった場合には手術を行うことも。

第4章

ヘバーデン結節がよくなった体験例

症状には個人差があるので、オーダーメイド的な対処を

現在はインターネットを使えばヘバーデン結節に関する情報を簡単に得ることができますし、同じ症状で悩む人がいることはSNSを通して知ることもできます。**自分だけが苦しんでいるわけではないということを知れば、心強くもあり、治療へと後押しするきっかけにもなるのではないでしょうか。**

少し前までは、ヘバーデン結節といっても「何、それ？」という反応が一般的。治療に行くという選択肢はなく、逆に「その手、どうしたの？」と聞かれるのがいやで手を隠したり、「誰もわかってくれない！」と家に閉じこもったりしてしまうケースも。「この症状を治してくれるところはどこにもないの！」と嘆いた方もいるはずです。治療をしに行ったとしても「なるべく使わないように」と言われ、「これでは、毎日何もしないで過ごせと言われているようなもの！」と腹立たしく思ったり。指の痛みをなんとかしてほしいと望んでいるのに、それが叶わなければ、どんな治療法も患者さんにとって望ましい方法とはいえません。

ヘバーデン結節が声高に言われ始めたのは、ここ数年のことではないでしょうか。これには女性の平均寿命が延びたことも関係していると思います。ヘバーデン結節の症状に悩む人は昔

からきっとおられたはず。でも、平均寿命が延びたことでこうした症状に悩む期間が長くなれば、我慢なんてしていられません。人生100年時代、いつまでも快適に暮らしたいですよね。そんな思いが大きな声となって社会に聞こえはじめたのだと思います。

そういえば、以前、テレビ番組で自身がヘバーデン結節であることを打ち明けた女性タレントさんがいましたが、その方は、今から20年以上も前にヘバーデン結節になったそうです。現在のように簡単には情報にアクセスできない時代。最初はリウマチを疑ったようですが、1本の指にしか痛みが出なかったこともあり、やり過ごすうちに痛みがなくなり、病院にも行かなかったようです。その後、痛みが再発して初めて受診し、ヘバーデン結節と判明したそう。**その方は数年かけて1本ずつの指に症状が出て、親指以外のすべての指がヘバーデン結節になってしまったと語っておられました。**仕事柄、ファンの方と握手をするときに痛かったというエピソードが印象的でした。

前述したように、症状の出方や進行の仕方は個人差があります。

次ページからは、私が診てきた一般の方の症例を紹介します。ヘバーデン結節の典型的な症例、男性の症例、そして運動習慣のある方の症例などがあります。私の治療経験からいえるのは、どんな症状を訴えるのかはひとりひとり違い、おおげさにいえば、治療においてはオーダーメイド的な対処が必要だということです。

ケース1

指の背面側の痛みが軽減するまで約1か月 好きな編み物も以前のように楽しんでいます。

女性・70代・主婦

「先生、人差し指と中指の第1関節の背面部が痛くて痛くて……」

この女性は、最初は腰痛治療で受診されていたのですが、何度か診察で顔を合わせるうちに、言われたのがこの言葉でした。

「なぜ、もっと早く言わなかったのですか?」

「どうせ、治らないと思って……」

と、最初から諦めているようでした。この女性の患者さんのように、腰や膝など、別の関節痛の治療のついでに相談するというケースが多く、最初からヘバーデン結節の症状を訴えて受診することはありません。

この女性には、ヘバーデン結節の典型的な症状が出ていました。それが指の背面の痛みです。手芸が趣味で、中でも編み物が大好き。自分のものだけでなく、お孫さんたちにもマフラーやセーターをよく編んであげていたようです。編み物をするときに指先が痛くなり、思うようにできなくなったのが相談をするきっかけになったようです。この方の場合は、両手の人差し指と中指に症状が出ていました。編み物などの細かい作業を続けたことで、腱の付着部に負荷がかかり痛みにつながったと考えられます。

最初はかなり痛みがあったようなので、湿布をテープで巻く方法（P39参照）で第1関節を固定しました。湿布では炊事などの家事をやるときに不便なので、絆創膏での固定（P39参照）もおすすめしました。ヘバーデン結節の治療で大切なのは、第1関節を動かさないようにすることです。テーピングでガチガチに巻き過ぎたり、添え木などで強く固定したりする必要はありません。

「絆創膏での固定は助かりました。水仕事にも支障が出ませんでした」

彼女には、私のクリニックへ週1回通っていただき、医療レーザーや圧力波などのリハビリを行いました。指の背面部の痛みは腱が張っていると起こりやすくなりますが、医療レーザーや圧力波を当てることで腱の付着部を緩めることができ、痛みがとれるのです。家では指先や手をさするマッサージを実践していただきました。すると、1か月ほどたつと確実に変化があらわれ「痛みが軽くなり、指が伸ばしやすくなりました」とのこと。結局、治療を始めて3か月がたった頃には痛みはなくなり、編み物も以前のように楽しく取り組めるようになったのです。

ケース2

ヘバーデン結節は男性でもなります。姿勢改善とマッサージで痛みが軽減！

男性・70代・無職

ヘバーデン結節の患者の多くは女性です。男性で発症する人は少ないとされますが、私のクリニックに通院されていた男性の中にヘバーデン結節に悩んでいる方がいました。

この男性は商社系のサラリーマンでした。健康維持のために始めたという趣味のマラソンは大会に出場するなど競技として楽しんでいたそうです。マラソンは定年退職後も続けており、今でもトレーニングは欠かさないというスポーツ愛好家です。ランナーに多くみられるのが膝痛や腰痛です。実はこの男性もこうした関節痛に悩まされ、私のクリニックに体のケアのために来院されるようになり、その過程でヘバーデン結節について相談を受けることになったのです。

「男性なのにヘバーデン結節とは珍しいな」

これが私の第一印象でした。この男性は、両手にヘバーデン結節の痛みの症状が出ていました。生活に支障が出るほどの痛みではなかったそうですが、徐々に痛みが増してきたので相談を受けました。よくよく話を聞いてみると、手には腱鞘炎など別の疾患もみられました。さらに体をよく診ると、首がストレートネック気味であることがわかりました。首の姿勢が悪いと血行が悪くなり、手指の痛みにつながることがあります。私はこれまで多くのヘバーデン結節の患者の治療にあたってきましたが、ヘバーデン結節と血行不良は何らかの関係があると確信しています。ですから、この男性の場合も、血行不良が指の痛みの一因にあるのではないかということはすぐに想像がつきました。

私は、この男性にはストレートネックの改善に取り組んでもらうことが有効だと思いました。通院での治療と並行して、自宅であご押し体操（P46参照）を実践してもらったのです。すると、治療を始めて1か月ほどで指の痛みはなくなりました。

この男性は、「指だけでなく、膝や腰の痛みも軽減。首のストレッチをするようになってから痛みが気にならなくなりました。これからも続けます」と、受診時に嬉しそうに話してくれました。

現在、デスクワーク症候群と呼ばれる不調が多発しています。座ったままの作業では、体が伸びず縮こまった屈曲の姿勢になりがち。頭が前に出てしまう悪い姿勢が、首や肩に負担をかけて痛みを引き起こすのです。こうした悪い姿勢が体に悪影響を及ぼし、ヘバーデン結節を引き起こすきっかけにもなると考えています。

ケース3

痛みでラケットが握れない……改善策は上腕のストレッチでした。

女性・50代・主婦

ヘバーデン結節は適切に対処すれば、進行を食い止めることができます。でも、患部の治療をしてもなかなか痛みが治まらないというケースも。そのような場合、ほかに原因が隠れている場合もあるのです。

「第1関節が腫れて痛くて我慢できません。家事が全くできなくて困っています」

この女性は、テニス愛好者で週に2~3回は練習をしているというスポーツウーマンです。右手の人差し指と中指にヘバーデン結節の症状を訴えていました。数か月間、痛いのを我慢してテニスをしていたそうですが、腫れが出てきたので心配だからと相談を受けました。痛みが治まるまでは安静が第一です。まずは炎症を抑えるために、湿布をしてテープで指を固定しました。もちろん、テニスもしばらくは休むように伝えました。

私のところには週1回通ってもらうことにし、患部にレーザーや圧力波を当てるという一般的なヘバーデン結節の治療を行いました。通常であれば2週間ほどで効果が出るはずなのに、彼女の場合、なかなか痛みはとれなかったのです。

何かほかに原因があるのではないか——私はその女性にこう質問しました。

「テニス肘ではないですか？」

「はい、そうです」

思った通りの答えが返ってきたのです。

テニス肘とは正式には上腕骨《じょうわんこつ》外側《がいそく》上顆炎《じょうかえん》という疾患で、肘の外側に痛みが出ます。手首や指を動かす前腕の筋肉が関係していると言われています。テニスのバックハンドの繰り返しで痛みが出ることが多いので、テニス肘と呼ばれていますが、テニスをするときだけでなく、物を持ったり、パソコンのキーボードを押したりするときも痛みが出ます。

では、これとヘバーデン結節はどういう関係があるのでしょうか？　ヘバーデン結節による第1関節の痛みは、指を伸ばす腱（伸筋腱）が収縮して引っ張られることで、第1関節の背部の付着部に痛みが生じます。一般的なヘバーデン結節の治療では、電気療法などでその腱を緩めることで、痛みの軽減につなげています。

しかし、彼女の場合はそれを行っても痛みは治まらない。そこで私は、伸筋腱がつながっている前腕部の筋肉にフォーカスしたのです。その筋肉が総指伸筋です。この総指伸筋を緩めれば、指につながる伸筋腱も緩み、指の痛みがなくなるのではないか。そこで総指伸筋（上腕の外側）のストレッチ（P41参照）を行ってもらったのです。果たしてその結果は——予想通り、上腕の筋肉を緩めることで指の痛みはなくなったのです。

ケース4

趣味の三味線が痛みの原因に！ギプス固定と圧力波で症状改善。

女性・70代・主婦

ヘバーデン結節で痛みが出るのは、指の背部と両脇です。第2章でも説明しましたように、第1関節の左右には側副靭帯があり、横に動かないようにしっかり関節を固定しています。この側副靭帯が損傷を受けると痛みが出ます。

この女性は特に指の両脇の痛みが顕著でした。聞けば、三味線が趣味といいます。弦を押さえたり、はじいたり……横方向からの外力により、過剰な負荷がかかったため痛みが出たと考えられます。

第1関節の横へのずれが強かったので、プライトンというギプスで固定しました。また、圧力波という治療法を施した結果、3週間ほどで痛みはなくなりました。現在、治療は行っていません。

ヘバーデン結節は指をよく使う人に多くみられます。三味線だけでなく、ピアノ、バイオリン、ギターなどの楽器で指を酷使する人は、ヘバーデン結節の症状がみられたら、悪化しないうちに対処することが肝心です。

ケース5

給食の調理で手指に大きな負担 指の痛みと腫れがとれ仕事もラクに。

女性・60代・調理師

右手の指が痛いと、ヘバーデン結節を疑ってやってきたのが、給食の調理師をしている女性です。同じ症状でヘバーデン結節と診断された知人がいるとのことで、自分ももしかしたらと心配でやってきたのです。人差し指、中指、薬指の3本に痛みを感じていたようで、レーザーや干渉波などで治療をしましたが、なかなか痛みや腫れがひきませんでした。

ほかに理由はないか考えてみました。すると拮抗筋《きっこうきん》というキーワードが頭に浮かんだのです。拮抗筋とは反対の動きをする筋肉のこと。たとえば、腕を曲げるときは上腕二頭筋が収縮し、反対側にある上腕三頭筋は弛緩。この2つの筋肉が拮抗筋。片方だけに負荷がかかると筋肉が硬くなったり、痛みが出たりします。

給食の調理は、重いフライパンを振るなど女性にはつらい仕事です。フライパンの柄を持つときは手のひらを上にして握りますよね。このときに使われているのは、手を握るときに使われる屈筋群。重いフライパンを振り続ければ、この屈筋群はがちがちです。ヘバーデン結節の治療では手の伸筋を緩めますが、この女性の場合は、伸筋と拮抗する手の屈筋群を緩めてあげればいいのではないかと考えたのです。それが41ページで紹介した上腕の内側（屈筋群）のストレッチです。

こうしたストレッチを1か月ほど続けてもらったところ、痛みは軽減し、現在でも支障なく仕事を続けておられます。

同じ作業をしても、男性よりも筋力の弱い女性は負荷が大きくなることで、痛みなどが生じやすくなるといえます。体の構造的な面からも、女性はヘバーデン結節のリスクが高いといえるのです。

買い物で重い荷物を持つときも手や腕の屈筋群を使っている状態です。このストレッチは予防にもなるので、ぜひ取り入れてください。

第5章

ヘバーデン結節の効果的な治療法

消炎鎮痛薬で痛みをコントロールする

痛みや腫れでヘバーデン結節が疑われる場合、一般的に受診するのは整形外科です。近年は手指、肘、腕を専門とする「手外科」という診療科も登場しており、手外科の専門医制度もできているようです。

病院では、問診や触診、レントゲン検査が行われるのが一般的です。第1関節の腫れや熱感、変形、曲げ伸ばしの状態はどうか、痛みの有無はどうかなどを診察するほか、レントゲンでは、関節の隙間（骨と骨との間）が狭くなっていないか、関節が壊れたり、軟骨がすり減って骨がぶつかり合ってできる骨棘（骨のとげ）が突出したりしていないかなどをチェック。こうした所見があれば、ヘバーデン結節と診断されます。

基本的な治療は、安静と外科的な手術を行わず自らの治癒力を高めていく保存的治療が中心のようです。

痛みが強い場合は、消炎鎮痛のための湿布薬や塗り薬を使用して炎症を鎮めます。これで多くは痛みを抑えることができます。

消炎鎮痛薬で症状が改善しない場合は、患部に炎症を抑えるためのステロイド薬を注射します。1回の注射で症状が抑えられる場合も多く、結果的にそのまま治る人もいるようですが、これらは痛みに対する対症療法ということ。痛みは一時的になくなるケースもありますが、数か月、あるいは数年たって再発することがあります。ヘバーデン結節に対する根本的な治療薬は今のところないと考えてください。

痛み止めなどの注射で気を付けたいのは、炎症を抑える薬を短期間に繰り返し使用したり、量を多くしたりすると、関節に悪影響を及ぼす可能性もあること。また、注射によって感染症が起こるおそれもあるので、特に、糖尿病のある人は感染症の危険性が高くなるので注意が必要なようです。

日常生活に支障が出たら手術も選択肢のひとつ

ヘバーデン結節では数か月から数年のうちに痛みは落ち着くことが多いので、手術にいたるケースはそれほど多くはないようです。しかし、変形が進行して神経を圧迫し痛みが消えなかったり、日常生活に支障をきたす場合は手術を行うこともあります。手術にはいくつかの種類があります。

■関節固定術

傷んだ第1関節を使いやすい位置で固定してしまう方法です。完全に固定されるまでに数か月かかるといわれており、完全に固定されると第1関節を曲げることはできません。見た目は綺麗になるようですが、ちょっと考えてみてください。指の第1関節が曲がらなくなるという生活を想像してみてください。1本の指ならまだしも、いくつもの指の第1関節が動かなくなるとしたら――生活にはさまざまな支障が出ることは想像に難くありませんから、医師とよく相談することが大切です。

■関節形成術

出っ張った骨棘（骨のとげ）やのう胞を切除することで関節の形を整えて第1関節を動きやすくする手術も行われているようです。これにより指の機能や見た目を改善します。

■人工関節置換術

膝関節や股関節など、進行してしまった変形性関節症では人工関節置換術が一般的に行われています。これは骨棘ができたり、損傷したりした関節を部分的に切除して、人工関節に置き換える方法です。手指に関しても行われつつあると聞きます。

また、**ヘバーデン結節になると水ぶくれのような透き通った出っ張りができます。これが進むと爪を圧迫し変形を起こします。**この場合も手術が必要です。

このように症状に応じて手術方法はいくつかありますが、手術は最終的な手段と考えたほうがいいでしょう。

ホルモンバランスを整える成分も注目されている

ヘバーデン結節は中高年の女性に多く発症することから、原因のひとつにホルモンバランスの崩れも指摘されています。これに関しては第2章でも触れました。

ヘバーデン結節の発症時期と閉経の時期とはリンクしています。閉経前後の5年間（一般的に45～55歳）を更年期といいますが、この時期は女性ホルモンが減少し、さまざまな不定愁訴があらわれます。この中にはヘバーデン結節だけでなく、ばね指などほかの手指の疾患も含まれます。更年期は女性の体が大きく変わる時期。つらい更年期の症状を軽減するためには、**ホルモンバランスを整えるエクオールという成分が有効だということが近年わかってきました。**ヘバーデン結節など手指の痛みにも有効なのではないかと研究が進められているようです。

体外圧力波治療は即効性が期待できる！

レーザー治療や電気治療も、ヘバーデン結節の治療として有効です。これらの治療は筋肉疲労や血行不良の改善を目的としており、私のクリニックでも痛みの軽減に役立っています。

また、私のクリニックでより高い効果を上げているのが体外圧力波治療です。この治療は、特殊な機器でピンポイントに圧力波（衝撃波）を当てて、組織の再生を促すもの。**ヘバーデン結節であれば損傷を受けた靭帯などの組織をあえて破壊して、新しい細胞でできた組織に生まれ変わらせることで痛みを軽減させます。**ヘバーデン結節だけでなく、腱・靭帯で手術が必要とされていた症状や慢性的な痛みにも改善効果を出しています。

体外圧力波治療は疼痛コントロール、血液循環改善、筋緊張緩和などにも用いられています。大リーグで活躍中の大谷翔平選手などトップアスリートが自分のコンディション管理に使っていることでも知られています。

では、もう少し詳しく体外圧力波治療について説明しましょう。医療分野で体外衝撃波といえば、尿路結石の石を砕く方法として知られています。尿路結石を砕く場合、組織の再生を促す場合に出力される音波のレベルを10とすると、ヘバーデン結節などで使う音波はその10分1

体外圧力波治療

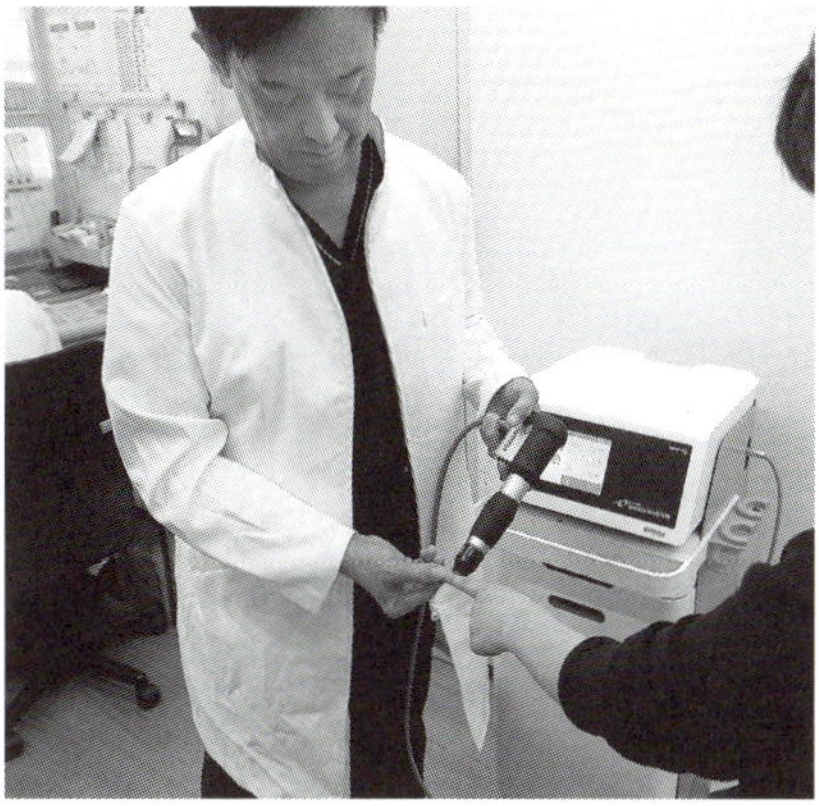

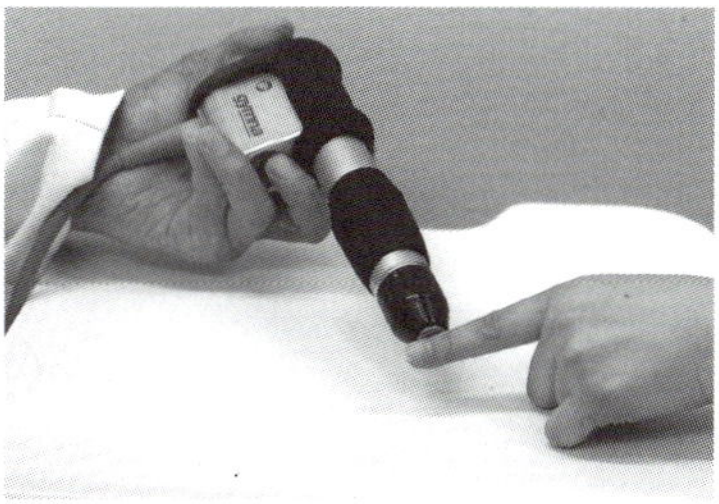

2〜5分くらい衝撃波を患部に照射。音はやや大きいが痛みはない。

と小さいもの。腱や靭帯などのかなり硬くなった組織に用いるのに効果があります。圧縮させた空気を解放して、ピストン運動のように何度も拡散させて体内に衝撃を作ります。痛みはありません。

体外圧力波治療はおよそ週に1回のペースで行い、再度同じ部位にかけます。多くの方は治療の数日後に効果が出てくる場合が多く、かつ継続することで治療効果が高まると考えています。

私のクリニックでは電気治療やレーザー治療で充分な効果が出ない、痛みがなかなかとれないといった患者さんにこの治療法を行っていますが「ラクになった」「即効性があるのでびっくり」「指の曲げ伸ばしがスムーズになった」というお言葉をいただいています。

Q 痛み止めだけでケアしてもいい？

A 急性の痛みを抑えるときには有効です。

炎症を伴う初期の痛みには、鎮痛剤は有効です。薬の副作用なども考慮すると整形外科をきちんと受診してからがのぞましいでしょう。本来は安静が基本ですが、家事などをするときに邪魔になるからとテーピングを敬遠する人もいます。これが慢性的な痛みにつながり、薬で痛みをコントロールしているケースは少なくありません。痛みがひどいときは鎮痛剤を使うのは仕方ありませんが、痛みが軽くなるまでまずは固定するなどして安静をとってください。そして、10あった痛みが3くらいになったら、マッサージやストレッチで動かすようにします。

また、第1関節に違和感や変形がないか、指先のチェックはまめに行ってください。痛みは一時的になくなっても再発することがあるので気を付けましょう。

Q ヘバーデン結節が多い職業ってあるの？

A 指先を使う仕事に多くみられます。

ヘバーデン結節は、指先を多く使う仕事をしている人に発生する傾向があります。私のクリニックにいらっしゃる患者さんや、医療関係者などの話からすると、給食調理師や縫製をする方には多いようです。前者は重い鍋や調理用具を扱いますし、後者は指を使う細かい作業になりますし、また、ミシンを使う際には指先に力を入れて縫うので負担は大きくなります。さらに、要介助者の脱衣や着衣でボタンをかけたりすることが多い介護職員、ベッドメイキングでシーツやベッドカバーを引っ張るときに指を使うホテル従業員、あるいは花屋さんも指先には負荷のかかる仕事です。

さらに、バイオリニスト、ギタリスト、ピアニスト、フルート奏者など仕事で楽器を扱う人にもリスクはあるといえるでしょう。

Q ヘバーデン結節は遺伝するのですか？

A 遺伝性の疾患ではありません。

祖母や母親もヘバーデン結節だったので、自分も将来なるのでは？　と心配される方がいますが、現在のところ遺伝性は証明されていません。家族にヘバーデン結節の人がいて自分もヘバーデン結節になった場合、それは遺伝ではなく、同じ生活習慣によるものが大きいといわれます。体質が似ていることを考慮して、指先に負担をかけないように注意しましょう。

Q 指のしびれはヘバーデン結節の兆候?

A ほかの手の病気の可能性もあります。

ヘバーデン結節の症状には個人差があるので一概にはいえませんが、これまで私がみてきた患者さんの中には主訴として指のしびれを訴える患者さんはほとんどいませんでした。指のしびれの場合、考えられるのが手根管症候群です。そのほか神経系の問題も隠れていることがあるので、自分で判断するのではなく、早めの検査を受けてください。

Q 子どもや若い女性はヘバーデン結節にならない?

A 今後は患者が増える可能性も。

ヘバーデン結節は40歳以上の女性に多くみられる病気で、現在のところ若い女性や子どもにはほとんどみられません。ヘバーデン結節の原因はいくつかありますが、指の使い過ぎも原因のひとつです。小学校ではタブレット教育が始まり、今後ますますスマホやパソコンなどが多用される社会になります。今以上に指先を酷使することが引き金となってヘバーデン結節の発症につながることも考えられます。

Q 手を温めることはヘバーデン結節の予防になる?

A ヘバーデン結節のリスクを下げます。

指の痛みは靭帯や腱、筋肉のコリからくることがあります。靭帯や腱への血流がよくなると緊張や疲労状態が解消され、コリもなくなり痛み軽減につながります。たとえば、入浴時に湯舟の中でマッサージをしてもいいでしょう。油断できないのが夏の冷え対策です。冷房による体の冷え対策は欠かさないようにしましょう。冷え対策もヘバーデン結節の予防につながるといえます。

Q ストレッチや体操は続けたほうがいいのですか?

A 予防のためにも継続していきましょう。

ヘバーデン結節は進行性の疾患です。血流をよくしたり、筋肉の緊張を解消したりすることはヘバーデン結節のセルフケアであり、予防でもあります。指の曲げ伸ばしはいつでもどこでもできる指の体操です。また、本書で紹介したストレッチやマッサージも日常生活に取り入れてください。

Q 指に痛みや腫れがあるときは、冷やしてもいいですか？

A 急性期の痛みや腫れにはアイシングは効果的です。

ひどい痛みや腫れがあるのは炎症を起こして患部が熱を持っている証拠です。一時的に流水に浸したり、アイシングなどして指を冷やすと、痛みが軽減しラクになります。急性の痛みの場合は絶対に温めないようにしてください。

Q 指をテーピングするときに気を付けたいことは？

A 第1関節のみの固定でOKです。

第3章で紹介したソフトな固定法（P39参照）は、長時間しても問題ありません。痛みが軽減したら湿布は外し、紹介したように絆創膏での固定に替えましょう。ヘバーデン結節は第1関節を固定すればいいので、ケガをしたときに施す指全体をがっちり固定するようなテーピングは必要ありません。

Q スマホやパソコンを長時間使うときは？

A ときどき指を伸ばしましょう。

スマホやパソコンをしているときの指は曲げた状態です。同じ姿勢を長時間とると筋肉が緊張してコリなどにつながるように、指も同じ状態だと血行が悪くなり、コリにつながります。ときどき、指の関節をマッサージしたり、手を振ったり、指をピンと伸ばしたりしてください。血行改善につながります。

Q ヘバーデン結節にいい食事はある？

A 直接効くような食事はありません。

ヘバーデン結節によい食事や避けたいものはいろいろ言われているようですが、直接的によいとされるものはありません。ヘバーデン結節は指の第1関節の病気です。関節をつくる骨や軟骨、靭帯をつくるのは、たんぱく質やカルシウムです。高齢になるとたんぱく質の摂取不足が指摘されているので、過不足なくバランスよくとることを心がけましょう。

《主な参考文献》

『手足の痛み・しびれは自分で治せる!』…(酒井慎太郎著・学研プラス)

『首・肩の頸椎症は自分で治せる!』…(酒井慎太郎著・学研プラス)

『誰でもスグできる! 肩こり・首痛・頭痛　上半身の歪みを治して健康な身体をつくる! 200%の基本ワザ』…(酒井慎太郎著・日東書院)

『「体の痛み」に耳をすます 早わかり事典』…(酒井慎太郎著・現代書林)

総務省「平成28年版　社会生活基本調査」

総務省「平成28年版　国民生活基礎調査」

厚生労働省「平成29年　簡易生命表」

総務省「平成29年版　情報通信白書」

ブックデザイン／ティエラ・クリエイト(小沼修一)

イラスト／小沼修一

編集協力／和田方子

写真／伊藤良一　itoguchi / PIXTA(ピクスタ)

校正／小川かつ子

DTP ／ティエラ・クリエイト(田中奈津子)

著者プロフィール

酒井慎太郎（さかい しんたろう）

さかいクリニックグループ代表。千葉ロッテマリーンズオフィシャルメディカルアドバイザー。中央医療学園特別講師。柔道整復師。整形外科や腰痛専門病院のスタッフとしての経験を生かし、腰・首・肩・膝の痛みやスポーツ障害の治療を得意とする。解剖実習をもとに考案した「関節包内矯正」を中心に、難治の膝痛、腰痛、肩こり、首痛の施術を行っており、プロスポーツ選手や俳優など多くの著名人の治療も手掛けている。理論に基づいたコンディショニング商品を考案するなど、商品開発のアドバイザーも務める。TBSラジオ「大沢悠里のゆうゆうワイド　土曜日版」でレギュラーを担当。テレビ番組では「神の手を持つ治療家」として紹介された。著書多数。

〈さかいクリニックグループ〉

さかい保健整骨院、ハイメディックシステム、さかい関節医学研究所、さかいハイメディックソリューション、さかいラボ、さかいヘア&ラボコンシェルを展開。最新の設備と経験豊富なスタッフを揃え、問診をメインにした患者重視の治療を実施。姿勢動作の追究により、鎮痛だけでなく再発防止まで指導。重症患者には、一般的な検査や治療機器ではなく、保険枠にとらわれず、効果第一で考え治療を提案。関節痛の対策講座などの医療セミナーをカルチャーセンターなどで実施。診療実績は、100万人を突破している。

ホームページ　http://www.sakai-clinic.co.jp/

ヘバーデン結節《けっせつ》
痛《いた》みと不安《ふあん》を解消《かいしょう》する！

発行日	2019年9月25日　第1刷発行 2023年6月10日　第14刷発行
著者	酒井慎太郎《さかいしんたろう》
発行者	清田名人
発行所	株式会社内外出版社 〒110-8578 東京都台東区東上野 2-1-11 電話 03-5830-0368（企画販売局） 電話 03-5830-0237（編集部） https://www.naigai-p.co.jp
印刷・製本	中央精版印刷株式会社

ISBN978-4-86257-480-0 C0077